妈妈这样做，孩子长高个儿

黄　蓉◎著

U0198758

中国妇女出版社

图书在版编目（CIP）数据

妈妈这样做，孩子长高个儿 / 黄蓉著. -- 北京：
中国妇女出版社，2021.11
ISBN 978-7-5127-2023-7

Ⅰ.①妈… Ⅱ.①黄… Ⅲ.①儿童—身高—基本知识
Ⅳ.①R339.31

中国版本图书馆CIP数据核字（2021）第167512号

妈妈这样做，孩子长高个儿

作　　者：黄　蓉　著
责任编辑：王海峰
封面设计：尚世视觉
责任印制：王卫东
出版发行：中国妇女出版社
地　　址：北京市东城区史家胡同甲24号　　邮政编码：100010
电　　话：（010）65133160（发行部）　　　65133161（邮购）
网　　址：www.womenbooks.cn
法律顾问：北京市道可特律师事务所
经　　销：各地新华书店
印　　刷：北京通州皇家印刷厂
开　　本：145×210　1/32
印　　张：6.625
字　　数：150千字
版　　次：2021年11月第1版
印　　次：2021年11月第1次
书　　号：ISBN 978-7-5127-2023-7
定　　价：49.80元

推荐序一

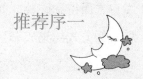

孩子的身高问题一直是家长关注的焦点。孩子能长多高，跟先天遗传、后天养育、疾病和运动等多种因素有关。现在，各种可帮助儿童长高的信息、产品充斥着人们的生活，撞击着父母的神经。我们的社会急需有专业知识的医生从医学的角度把复杂的医学理论浅显易懂地讲给大众。

孩子的身高是可以管理的，这在很多父母看来可能有点儿不可思议。然而，很多家庭已经从中受益。很多在孩子很小的时候就开始对孩子进行身高管理的父母从中尝到了甜头。现在，越来越多的父母开始着手管理孩子的身高。

黄蓉医生作为我曾经的临床研究生，在复旦大学附属儿科医院接受过三年儿科疾病临床诊疗方向的严格训练，毕业后长期在厦门大学附属妇女儿童医院（厦门市妇幼保健院）从事儿童生长发育方向的诊治工作，是这个领域小有成就的研究型、实践派医生。

她长期致力于儿童生长发育相关疾病的诊疗和科普工作。她的努力已经帮助到很多家庭。很多孩子在她指导下，在身高发育方面得到改善。如今，她将自己的工作心得、研究成果以科普的方式结集成书！我相信更多家长将从中解惑、更多孩子将因此受益。我把这本书隆重地推荐给关注孩子身高的家长朋友！

教授、博士生导师
复旦大学附属儿科医院主任医师
复旦大学中西医结合研究院儿科研究所所长

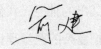

推荐序二

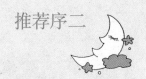

　　我第一时间拜读了黄蓉医生的这部著作，甚是欣慰。

　　长期以来，很多人始终认为，身高绝对意义上是由遗传决定的，这种观点不是没有科学依据。但身高是可变的、动态的，它既由先天因素决定，又与后天因素密切相关。后天的努力，很多时候可以突破遗传因素对于身高发展的桎梏，这在很多人身上已经得到证明。

　　身高作为体格发育中的一个指标，一直备受人们的关注。本著作对合理的生活规律和饮食调养可以助益身高做了很好的诠释。

　　黄蓉医生的这本著作从某种意义上可以改变孩子在身高发展上的"命中注定"。

　　希望每个孩子都可以拥有理想身高，而这本书无疑是可帮助孩子"长高"的很好的工具。

教授　硕士生导师

厦门大学医学院副院长

序言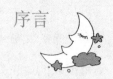

很多父母曾问我，孩子的身高管理应从什么时候开始？

我认为，孩子的身高管理从孩子出生时就应开始，越早干预，效果越好。

还有一些父母问我，孩子3岁以后是不是就不用再去儿童保健科做体检了？

我认为，出于身高管理的目的，最好定期（每3~6个月）带孩子去儿童保健科做体检，直至骨骺闭合、身高不再增长为止。

大家好，我是黄蓉，大家都叫我"黄小邪"。我毕业于复旦大学临床医学专业（儿科学方向），现就职于厦门大学附属妇女儿童医院（厦门市妇幼保健院）儿童保健科。我是中国妇幼保健协会中医和中西医结合分会委员，中国医师协会健康传播工作委员会第七批正式成员，育儿公众号"儿宝帮"创始人。在过去的几年间，我曾发表数十篇全网阅读量为10万+的文章，曾帮助5万余名儿童实现"长高梦想"。

我写的身高管理方面的科普文章深受广大读者喜欢。"知无不言，量身定制，方法有效，通俗好懂，易于上手……对于身高正常的儿童可谓锦上添花，对于发生生长偏离的儿童则是不可或缺的矫正方案。"这是一个读者对于我的科普文章的评价，令我印象深刻。

只要骨骺还没有闭合，身高管理就还有空间。对于对孩子的身高不满意的家长来说，在孩子骨骺闭合之前，哪怕只是让孩子多长1cm都是赚到了。

其实，我们可以帮孩子"长高更多"。重视与不重视之间，也许就是十几厘米的身高差异。

有没有可以立刻执行且安全有效的身高管理方法呢？我希望这本书可帮大家解决这个困惑。

10余年来，我专注于儿童身高管理方面的研究和实践。现在，我将过去10多年的实践经验，尽数归纳总结于此书。书中所记录的都是家长最关心的问题，书中的方法都经过了上千次甚至上万次验证。

我的目标是做一个有情怀的儿保医生，只做有温度的科普。希望本书能真正帮助到广大父母和孩子！希望每一个孩子都能健康长大！

目录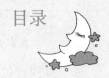

第三章　身高管理的基本原则

帮孩子打造利于长高的体形

第四章　创造条件，促进身高合理增长

补充好营养，调整好睡眠

第七章 时不我待，为了身高，即刻行动

用科学手段动态监测孩子的身高状况

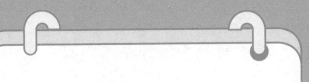

第一章

被耽误的身高

关于儿童身高管理的五大误区

误区一：孩子身高不理想是因为发育晚

有些孩子身高不理想，父母以为是因为孩子发育晚，所以没当回事！这样的父母往往因为自己小时候发育晚，所以想当然地认为自己的孩子也发育晚。那么，有没有所谓的"晚长型"孩子呢？

孩子属于"晚长型"是以骨龄落后为前提的。由于营养过剩，现在的孩子更容易出现提早发育、骨龄提前。而在物资匮乏的年代，由于营养不足，很多孩子的骨龄会落后。也即，时代不同了，现在的实际情况是，"早长型"孩子多，"晚长型"孩子少。

可见，孩子是否发育晚具体要结合孩子的骨龄来判断。

当然，骨龄不是你想拍——想拍就能拍！拍骨龄是需要指征的：要么是孩子存在提早发育的征象，或是已进入青春期；要么是孩子被诊断为患有矮小症，或是身高增长速度低于正常水平。

如果孩子不具备拍骨龄的指征，我们若想通过拍骨龄来预测孩子将来能长多高，意义不大。

在孩子年龄还很小时，拍骨龄最多只能用于评估孩子的骨龄与实际年龄是否相符，并不能用于预测孩子未来的身高。

对于身高发育来讲，年龄越小，变数越大。

对于现在的孩子来讲，"早长型"多，"晚长型"少。

在孩子身高不理想之时，千万不要抱着侥幸心理，认为孩子发育晚、终有一天会长高，从而一味等待，白白错失可促进孩子身高增长的最佳时机。

误区二：孩子进入青春期，自然就长高了

日常生活中，常有家长觉得孩子的身高当下虽不理想，但孩子进入青春期后自然会长高。

实际的情况是，孩子在青春期发育得再好，在身高层面的发育都是有限的。平均来讲，女孩在青春期身高约增长25cm，男孩在青春期身高约增长28cm。当然，并不是所有的孩子都能达到这个水平。所以，不要太期待孩子青春期能长高很多。

儿童身高管理的关键期其实不是青春期。儿童身高管理的关键是青春期之前身高积累得怎么样。

尽早通过身高管理，努力夯实基础，让孩子以一个比较高的起点进入青春期，才是合理的儿童身高管理模式。

误区三：父母高的孩子，不用担心长不高

在身高增长层面，遗传因素只能起到约70%的决定性作用。

也就是说，在孩子的身高增长层面，后天因素将起约30%的决定性作用。

千万不要小看这30%的决定性作用！因为这个30%，孩子的身高在遗传均值的基础上，大多数情况下将在±6.5cm的范围内波动。也就是说，在重视与不重视之间，各种情况基本相同的孩子成年后的身高差距可达13cm甚至更多。

另外，要十分警惕，就身高来讲，遗传基因再好的孩子，后天发展过程中也有2.5%的远低于遗传平均水平的可能性。我们当然不希望这样的事发生在自己孩子身上。所以，不管先天遗传如何，都务必定期做好生长监测，将身高管理常态化。

不光身高遗传潜能低的家庭要重视孩子的身高管理，身高

遗传潜能高的家庭也不能放松警惕。定期监测孩子的生长发育情况可及早发现生长偏离及相关问题，从而及时进行干预，让孩子回归正常的生长轨道。

误区四：体检时身高达标，说明孩子发育得好

　　我们在带孩子去体检时，经常会听到医生说孩子的身高达标了。所谓"身高达标"是怎样一个概念呢？"身高达标"是不是就代表孩子的身高很理想呢？

　　我们来看下面的两个表格，表1是我国0～18岁女孩身高、体重标准差单位数值表，表2是我国0～18岁男孩身高、体重标准差单位数值表。

　　"中位数"一列的数据是我国相同年龄、相同性别孩子身高、体重发育的平均水平。

　　当然，一个孩子的相关数值低于平均值，并不意味着他发育不正常。生长发育评估层面的正常并不是指符合一个具体的数据，而是一个数据范围。也就是说，只要孩子的相关测量值在正常的数据范围内，就是可以接受的，就是正常的。

　　表中的英文字母SD，意为"标准差"，字面意思为距离标准的差距。

理想数据范围是"中位数±1SD"，指中位数加或减1个标准差之间的范围。

孩子的相关测量值若大于"中位数－1SD"，一般来讲即视为"达标"；如果大于中位数，即视为超过平均水平。

表1　0～18岁儿童青少年身高、体重标准差单位数值表（女）

年龄	-3SD		-2SD		-1SD		中位数		+1SD		+2SD		+3SD	
	身高 (cm)	体重 (kg)	身高 (cm)	体重 (kg)	身高 (cm)	体重 (kg)	身高 (cm)	体重 (kg)	身高 (cm)	体重 (kg)	身高 (cm)	体重 (kg)	身高 (cm)	体重 (kg)
出生	44.7	2.26	46.4	2.54	48.0	2.85	49.7	3.21	51.4	3.63	53.2	4.10	55.0	4.65
2月	51.1	3.72	53.2	4.15	55.3	4.65	57.4	5.21	59.6	5.86	61.8	6.60	64.1	7.46
4月	56.7	4.93	58.8	5.48	61.0	6.11	63.1	6.83	65.4	7.65	67.7	8.59	70.0	9.66
6月	60.1	5.64	62.3	6.26	64.5	6.96	66.8	7.77	69.1	8.68	71.5	9.73	74.0	10.93
9月	63.7	6.34	66.1	7.03	68.5	7.81	71.0	8.69	73.6	9.70	76.2	10.86	78.9	12.18
12月	67.2	6.87	69.7	7.61	72.3	8.45	75.0	9.40	77.7	10.48	80.5	11.73	83.4	13.15
15月	70.2	7.34	72.9	8.12	75.6	9.01	78.5	10.02	81.4	11.18	84.3	12.50	87.4	14.02
18月	72.8	7.79	75.6	8.63	78.5	9.57	81.5	10.65	84.6	11.88	87.7	13.29	91.0	14.90
21月	75.1	8.26	78.1	9.15	81.2	10.15	84.4	11.30	87.7	12.61	91.1	14.12	94.5	15.85
2岁	77.3	8.70	80.5	9.64	83.8	10.70	87.2	11.92	90.7	13.31	94.3	14.92	98.0	16.77
2.5岁	81.4	9.48	84.8	10.52	88.4	11.70	92.1	13.05	95.9	14.60	99.8	16.39	103.8	18.47
3岁	84.7	10.23	88.2	11.36	91.8	12.65	95.6	14.13	99.4	15.83	103.4	17.81	107.4	20.10
3.5岁	88.4	10.95	91.9	12.16	95.6	13.55	99.4	15.16	103.3	17.01	107.2	19.17	111.3	21.69
4岁	91.7	11.62	95.4	12.93	99.2	14.44	103.1	16.17	107.0	18.19	111.1	20.54	115.3	23.30
4.5岁	94.8	12.30	98.7	13.71	102.7	15.33	106.7	17.22	110.9	19.42	115.2	22.00	119.5	25.04
5岁	97.8	12.93	101.8	14.44	106.0	16.20	110.2	18.26	114.5	20.66	118.9	23.50	123.4	26.87
5.5岁	100.7	13.54	104.9	15.18	109.2	17.09	113.5	19.33	118.0	21.98	122.6	25.12	127.2	28.89
6岁	103.2	14.11	107.6	15.87	112.0	17.94	116.6	20.37	121.2	23.27	126.0	26.74	130.8	30.94
6.5岁	105.5	14.66	110.1	16.55	114.7	18.78	119.4	21.44	124.3	24.61	129.2	28.46	134.2	33.14
7岁	108.0	15.27	112.7	17.31	117.6	19.74	122.5	22.64	127.6	26.16	132.7	30.45	137.9	35.75
7.5岁	110.4	15.89	115.4	18.10	120.4	20.74	125.6	23.93	130.8	27.83	136.1	32.64	141.5	38.65
8岁	112.7	16.51	117.9	18.88	123.1	21.75	128.5	25.25	133.9	29.56	139.4	34.94	144.9	41.74
8.5岁	115.0	17.14	120.3	19.71	125.8	22.83	131.3	26.67	136.9	31.45	142.6	37.49	148.4	45.24
9岁	117.0	17.79	122.6	20.56	128.3	23.96	134.1	28.19	139.9	33.51	145.8	40.32	151.8	49.19

续表

年龄	-3SD 身高 (cm)	-3SD 体重 (kg)	-2SD 身高 (cm)	-2SD 体重 (kg)	-1SD 身高 (cm)	-1SD 体重 (kg)	中位数 身高 (cm)	中位数 体重 (kg)	+1SD 身高 (cm)	+1SD 体重 (kg)	+2SD 身高 (cm)	+2SD 体重 (kg)	+3SD 身高 (cm)	+3SD 体重 (kg)
9.5岁	119.1	18.49	125.0	21.49	131.0	25.21	137.0	29.87	143.1	35.85	149.2	43.54	155.4	53.77
10岁	121.5	19.29	127.6	22.54	133.8	26.60	140.1	31.76	146.4	38.41	152.8	47.15	159.2	58.92
10.5岁	123.9	20.23	130.3	23.74	136.8	28.16	143.3	33.80	149.8	41.15	156.3	50.92	163.0	64.24
11岁	126.9	21.46	133.4	25.23	140.0	29.99	146.6	36.10	153.3	44.09	160.0	54.78	166.7	69.27
11.5岁	129.9	22.89	136.5	26.89	143.1	31.93	149.7	38.40	156.3	46.87	162.9	58.21	169.6	72.80
12岁	133.0	24.58	139.5	28.77	145.9	34.04	152.4	40.77	158.8	49.54	165.3	61.22	171.8	75.32
12.5岁	135.9	26.32	142.1	30.64	148.4	36.04	154.6	42.89	160.8	51.75	167.1	63.44	173.3	77.05
13岁	138.2	28.11	144.2	32.50	150.3	37.94	156.3	44.79	162.3	53.55	168.3	64.99	174.3	78.17
13.5岁	140.1	29.81	146.0	34.23	151.8	39.66	157.6	46.42	163.4	54.99	169.2	66.03	175.0	78.87
14岁	141.5	31.38	147.2	35.80	152.9	41.18	158.6	47.83	164.3	56.16	169.9	66.77	175.5	79.27
14.5岁	142.6	32.73	148.2	37.13	153.8	42.45	159.4	48.97	164.9	57.06	170.4	67.28	175.9	79.48
15岁	143.3	33.78	148.8	38.16	154.3	43.42	159.8	49.82	165.3	57.72	170.8	67.61	176.2	79.60
15.5岁	143.7	34.59	149.2	38.94	154.7	44.15	160.1	50.45	165.6	58.19	171.1	67.82	176.4	79.68
16岁	143.7	35.06	149.2	39.39	154.7	44.56	160.1	50.81	165.5	58.45	171.0	67.93	176.4	79.77
16.5岁	143.8	35.40	149.3	39.72	154.7	44.87	160.2	51.07	165.6	58.64	171.0	68.00	176.4	79.86
17岁	144.0	35.57	149.5	39.88	154.9	45.01	160.3	51.20	165.7	58.73	171.0	68.04	176.5	79.95
18岁	144.4	35.85	149.8	40.15	155.2	45.26	160.6	51.41	165.9	58.88	171.3	68.10	176.6	79.90

表2　0~18岁儿童青少年身高、体重标准差单位数值表（男）

年龄	-3SD 身高 (cm)	-3SD 体重 (kg)	-2SD 身高 (cm)	-2SD 体重 (kg)	-1SD 身高 (cm)	-1SD 体重 (kg)	中位数 身高 (cm)	中位数 体重 (kg)	+1SD 身高 (cm)	+1SD 体重 (kg)	+2SD 身高 (cm)	+2SD 体重 (kg)	+3SD 身高 (cm)	+3SD 体重 (kg)
出生	45.2	2.26	46.9	2.58	48.6	2.93	50.4	3.32	52.2	3.73	54.0	4.18	55.8	4.66
2月	52.2	3.94	54.3	4.47	56.5	5.05	58.7	5.68	61.0	6.38	63.3	7.14	65.7	7.97
4月	57.9	5.25	60.1	5.91	62.3	6.64	64.6	7.45	66.9	8.34	69.3	9.32	71.7	10.39
6月	61.4	5.97	63.7	6.70	66.0	7.51	68.4	8.41	70.8	9.41	73.3	10.50	75.8	11.72
9月	65.2	6.67	67.6	7.46	70.1	8.35	72.6	9.33	75.2	10.42	77.8	11.64	80.5	12.99
12月	68.6	7.21	71.2	8.06	73.8	9.00	76.5	10.05	79.3	11.23	82.1	12.54	85.0	14.00
15月	71.2	7.68	74.0	8.57	76.9	9.57	79.8	10.68	82.8	11.93	85.8	13.32	88.9	14.88
18月	73.6	8.13	76.6	9.07	79.6	10.12	82.7	11.29	85.8	12.61	89.1	14.09	92.4	15.75

年龄	-3SD 身高 (cm)	-3SD 体重 (kg)	-2SD 身高 (cm)	-2SD 体重 (kg)	-1SD 身高 (cm)	-1SD 体重 (kg)	中位数 身高 (cm)	中位数 体重 (kg)	+1SD 身高 (cm)	+1SD 体重 (kg)	+2SD 身高 (cm)	+2SD 体重 (kg)	+3SD 身高 (cm)	+3SD 体重 (kg)
21月	76.0	8.61	79.1	9.59	82.3	10.69	85.6	11.93	89.0	13.33	92.4	14.90	95.9	16.66
2岁	78.3	9.06	81.6	10.09	85.1	11.24	88.5	12.54	92.1	14.01	95.8	15.67	99.5	17.54
2.5岁	82.4	9.86	85.9	10.97	89.6	12.22	93.3	13.64	97.1	15.24	101.0	17.06	105.0	19.13
3岁	85.6	10.61	89.3	11.79	93.0	13.13	96.8	14.65	100.7	16.39	104.6	18.37	108.7	20.64
3.5岁	89.3	11.31	93.0	12.57	96.7	14.00	100.6	15.63	104.5	17.50	108.6	19.65	112.7	22.13
4岁	92.5	12.01	96.3	13.35	100.2	14.88	104.1	16.64	108.2	18.67	112.3	21.01	116.5	23.73
4.5岁	95.6	12.74	99.5	14.18	103.6	15.84	107.7	17.75	111.9	19.98	116.2	22.57	120.6	25.61
5岁	98.7	13.50	102.8	15.06	107.0	16.87	111.3	18.98	115.7	21.46	120.1	24.38	124.7	27.85
5.5岁	101.6	14.18	105.9	15.87	110.2	17.85	114.7	20.18	119.2	22.94	123.8	26.24	128.6	30.22
6岁	104.1	14.74	108.6	16.56	113.1	18.71	117.7	21.26	122.4	24.32	127.2	28.03	132.1	32.57
6.5岁	106.5	15.30	111.1	17.27	115.8	19.62	120.7	22.45	125.6	25.89	130.5	30.13	135.6	35.41
7岁	109.2	16.01	114.0	18.20	119.0	20.83	124.0	24.06	129.1	28.05	134.3	33.08	139.6	39.50
7.5岁	111.8	16.70	116.8	19.11	121.9	22.06	127.1	25.72	132.4	30.33	137.8	36.24	143.4	43.99
8岁	114.1	17.33	119.3	19.97	124.6	23.23	130.0	27.33	135.5	32.57	141.1	39.41	146.8	48.57
8.5岁	116.2	17.93	121.6	20.79	127.1	24.37	132.7	28.91	138.4	34.78	144.2	42.54	150.1	53.08
9岁	118.3	18.53	123.9	21.62	129.6	25.50	135.4	30.46	141.2	36.92	147.2	45.52	153.3	57.30
9.5岁	120.3	19.17	126.0	22.50	131.9	26.70	137.9	32.09	144.0	39.12	150.1	48.51	156.4	61.37
10岁	122.0	19.81	127.9	23.40	134.0	27.93	140.2	33.74	146.4	41.31	152.7	51.38	159.2	65.08
10.5岁	123.8	20.55	130.0	24.43	136.3	29.33	142.6	35.58	149.1	43.69	155.7	54.37	162.3	68.71
11岁	125.7	21.41	132.1	25.64	138.7	30.95	145.3	37.69	152.1	46.33	158.9	57.58	165.8	72.39
11.5岁	127.7	22.35	134.5	26.96	141.4	32.73	148.4	39.98	155.4	49.19	162.6	60.96	169.8	76.17
12岁	130.0	23.37	137.2	28.41	144.6	34.67	151.9	42.49	159.4	52.31	166.9	64.68	174.5	80.35
12.5岁	132.6	24.55	140.2	30.01	147.9	36.76	155.6	45.13	163.3	55.54	171.1	68.51	178.9	84.72
13岁	136.3	26.21	144.0	32.04	151.8	39.22	159.5	48.08	167.3	59.04	175.1	72.60	183.0	89.42
13.5岁	140.3	28.16	147.9	34.22	155.4	41.67	163.0	50.85	170.5	62.16	178.1	76.16	185.7	93.50
14岁	144.3	30.40	151.5	36.54	158.7	44.08	165.9	53.37	173.1	64.84	180.2	79.07	187.4	96.80
14.5岁	147.6	32.59	154.5	38.71	161.3	46.20	168.2	55.43	175.0	66.86	181.8	81.11	188.5	99.00
15岁	150.1	34.59	156.7	40.63	163.3	48.00	169.8	57.08	176.3	68.35	182.8	82.45	189.3	100.29
15.5岁	151.9	36.33	158.3	42.26	164.7	49.49	171.0	58.39	177.3	69.44	183.6	83.32	189.8	100.96
16岁	152.9	37.67	159.1	43.51	165.4	50.62	171.6	59.35	177.8	70.20	184.0	83.85	190.1	101.25
16.5岁	153.5	38.77	159.7	44.54	165.9	51.53	172.1	60.12	178.2	70.79	184.3	84.21	190.3	101.36
17岁	154.0	39.58	160.1	45.28	166.3	52.20	172.3	60.68	178.4	71.20	184.5	84.45	190.5	101.39
18岁	154.4	40.65	160.5	46.27	166.6	53.08	172.7	61.40	178.7	71.73	184.7	84.72	190.6	101.36

我们不妨重点关注一下两个表最后一行我国儿童18岁成年时的身高数据。

"身高达标值"一列（即–1SD一列）对应的18岁孩子的成年身高，女孩为155.2cm，男孩为166.6cm；而根据"身高平均值"一列（即中位数一列）对应的数据，女孩18岁成年时平均身高为160.6cm，男孩18岁成年时平均身高为172.7cm。

家长对孩子的身高一定是有一个期望值的。

我在门诊"采访"过很多家长，绝大多数家长对孩子身高的期望是这样的：女孩最好达到160cm，甚至165cm及以上；男孩最好达到175cm，甚至180cm及以上。可见，如果孩子的身高只是达标，对于绝大多数家长而言，显然不够！

也就是说，家长对孩子身高的期待普遍超过平均水平，这样孩子的生长轨迹才有可能满足家长的期待。

误区五：女孩开始来月经，男孩开始遗精，就不长个儿了

很多人认为，女孩开始来月经，男孩开始遗精，就不会再长个儿了。这也是很多家长经常问我的问题。

一般来讲，女孩开始来月经后，男孩开始遗精后，身高还会增长4cm～8cm，具体情况因人而异。

青春期前期是孩子身高增长最快的时期。女孩开始来月经、男孩开始遗精或变声，提示身高增长已经过了增速最快的时期，开始进入减速期。若身高不理想，此时开始干预也有一定效果，但相较更早一些的干预，效果肯定会大打折扣。

总之，身高管理存在一定的时效性，干预的时间不同，效果肯定不一样。具体来讲，青春期之前进行干预，效果最好；青春期初期进行干预，效果次之；女孩月经初潮或男孩初遗之后开始干预，效果最次。但是，不管怎样，只要骨骺还没有闭合，身高就还有增长的空间，这时的干预都不算晚。骨骺完全闭合之后，身高管理也就没有意义了。

第二章

先找找差距，
再确定身高管理目标

每个孩子都能长高个儿

如何在家里为孩子测体重、量身高

身高管理方案的量身定制需要生长监测数据的支持。除了要定期按照体检规程做好孩子的生长发育监测以外，家长最好能学会在家里给孩子准确测量身高、体重，以获得第一手资料，早期发现生长偏离。

在家为孩子测体重的方法

我们要明确一个概念，家庭测量最主要的目的是掌握生长速度。在不同的时间，用同样的方法测量孩子的身高和体重，基本可以很好地掌控孩子身高或体重的增长速度。这样的测量相对还是准确的。当然，关于孩子身高或体重更精确、更科学的数值，还是以医院的测量为准。

测量前的准备

为孩子测量体重前需要先确认体重秤指针是否处于零点位置。为孩子测量体重前，最好让孩子脱掉衣服、鞋子、袜子、帽子等，排净大小便。为婴幼儿称体重，要为其去掉纸尿裤（尿布）。

如果暂时无法去除衣物等附加物，可以参照表3所示减重标准扣除相应的重量，以便更为精准地估算孩子的净体重。

表3　婴幼儿附加物减重参考标准

附加物	扣除重量（g）
包被	700
棉外套、棉裤	各300
干尿片	25
半湿尿片	50
湿尿片	200
毛衣、毛裤	各150
秋衣、秋裤	各100
秋衣秋裤+毛衣毛裤	450
秋衣秋裤+棉衣棉裤	350
秋衣秋裤+毛衣毛裤+干尿片	500
秋衣秋裤+毛衣毛裤+湿尿片	600
秋衣秋裤+棉衣棉裤+干尿片	500
秋衣秋裤+棉衣棉裤+湿尿片	600

体重记录以千克（kg）为单位，记录时可精确至小数点后1位，比如10.5kg。

注意，千克（kg）与我们平时常用的"斤"的换算关系为：1kg=2斤。

居家测量方法

对于小宝宝，可以在洗澡后已擦干身体但还未穿衣服时为其测量体重。

对于还无法站立的小宝宝，大人先抱着宝宝一起测量体重，然后大人再单独测量体重。那么，宝宝的体重就是以上两次测量所得数值之差。

对于大一点儿的孩子，最佳的测量体重的时间是每天早晨起床后。务必让孩子排完大小便后、吃早餐前穿着睡衣测量体重。建议将每日测量所得数据记录下来。

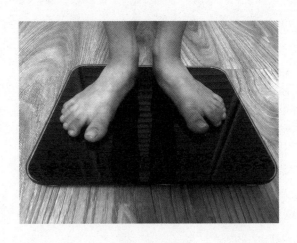

家庭常用体重秤

在家为孩子量身高（身长）的方法

对于2岁以内的孩子，建议让孩子躺着测量，即测量孩子的"身长"。

对于2~3岁的孩子，建议让孩子尽量站着测量。对于实在无法配合的孩子，可以让其躺着测量，但数据仅可作为参考使用。

对大于3岁的孩子，建议站着测量身高。

身高（身长）以厘米（cm）为单位，记录时可精确至小数点后1位，比如101.5cm。

测量前的准备

儿童测量身高（身长）前应脱去鞋子、袜子、帽子。女孩子如果头顶有发辫，建议解开。

注意，躺着测量得出的数据可能比站着测量得出的数据多0.7cm~1.0cm。故在计算生长速度时，躺着测量得出的数据应放在一起比对，站着测量得出的数据应放在一起比对。

身长居家测量方法

测量孩子的身长需两名家长配合。

趁宝宝熟睡时，贴着宝宝头顶和脚底各放一本厚书（立着放或平着放均可）。一名家长扶住宝宝的膝关节以确保腿伸

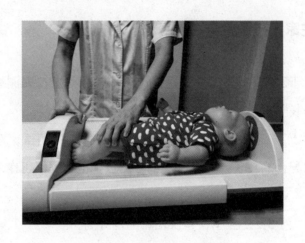

婴幼儿身长测量方法示意图

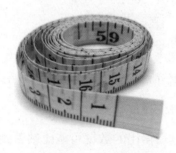

可用于测量身长的软尺

直，同时让宝宝的头顶贴着书的边缘。另一名家长在床面与宝宝身体平行放一条家用软尺，然后拉直软尺测量宝宝从头顶到脚底的长度，并记录数据。

可以重复测量两次，取平均值。

建议在宝宝白天睡觉时测量，而不是在其夜间入睡后。这是因为，一方面夜间开灯测量会影响宝宝的睡眠；另一方面夜间测量数据可能比白天测量数据小，误差甚至可达1.0cm。

身高居家测量方法

建议早晨起床后测量，此时为孩子一天当中最高的时候。不建议晚上测量，由于脊柱间盘经过一整天的压缩，孩子晚上可能比早晨矮1.0cm～2.0cm。

可以在墙面贴一张A4纸，通过画横线记录孩子的身高；也可以购买可贴于墙面的卡尺测量孩子的身高，如下图所示。

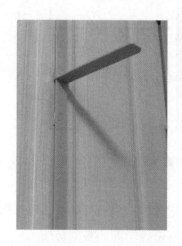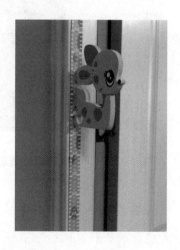

家用测量身高的卡尺

以使用测量身高的卡尺测量身高为例，被测量者需注意以下事项：

1.需脱去鞋子、帽子。如果女孩子头顶有发辫，建议解开。

2.身体直立，双眼平视前方。

3.脚跟并拢，两脚脚尖分开约60°。

4.枕部（后脑勺最突出的部位）、两肩胛角、臀部和足跟四部位同时紧靠立柱。

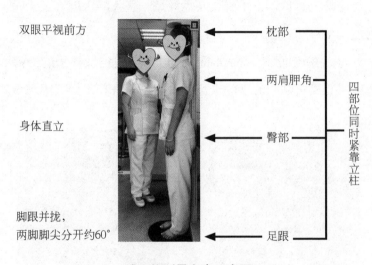

双眼平视前方

身体直立

脚跟并拢，
两脚脚尖分开约60°

枕部

两肩胛角

臀部

足跟

四部位同时紧靠立柱

站立位测量身高示意图

测量者轻轻向下滑动卡尺上的滑板，直到与孩子头顶相接触为止。滑板底面所接触立柱面所示数字即为身高数值。

注意，读数时，测量者眼睛与滑板应在同一水平面。

如何评价孩子身高与体重的生长水平

获得相对较为准确的家庭测量数据之后，接下来便可对孩子的生长水平进行评价。

所谓评价，是指与大多数同龄的孩子比，孩子的体格生长处在什么水平。

这样的评价能够让我们及时掌握孩子的体格生长状况，早期发现孩子的实际情况与平均水平的差距、与我们的期望水平的差距，从而尽早进行干预。

关于体格生长水平的评价常用以下方法。

用标准差法找找孩子与平均水平的差距

"标准差法"是以中位数（M）为基值加减标准差（SD）来评价孩子体格生长水平的一种方法。

我们之前介绍过，中位数（M）代表平均水平。标准差

（SD）是孩子的测量值与中位数的差距。

如何用标准差法评价孩子的身高、体重发展水平？这还要用到我们之前用过的表1和表2。

表1和表2"中位数"一列的数据代表相同年龄、相同性别孩子身高和体重的平均水平。比如，根据表2，我国2.5岁（即2岁6个月）男孩的平均身高是93.3cm，平均体重是13.64kg。

当然，这并不表示一个孩子的相关测量值低于平均值就不正常。在这里，所谓的正常指的应是一个数据范围，而不是某个数值。也就是说，只要孩子的相关测量值在正常的范围内，就是正常的。

这里的正常范围是一个怎样的范围呢？是一个围绕中位数（平均值）波动的范围。

具体来讲，这里的正常范围是"中位数±2SD"（表1、表2中-2SD至+2SD之间的数据），即中位数加或减2个标准差之间的范围。这个范围可覆盖绝大多数人，几乎95%的人的相关测量值都在这个范围内。这个范围在统计学上属"正常"。不在这个范围内的5%，在统计学上则属"异常"。这5%一般包括异常高的2.5%和异常低的2.5%。"异常高"是超出"中位数＋2SD"；"异常低"是低于"中位数－2SD"。如果身高异常低，可能和俗称的矮小症有关；如果体重异常低，可能和中度甚至重度营养不良有关。对于"异常低"的情况，条件允许时建议到儿童生长发育门诊请专业医师制订生长追赶方案。

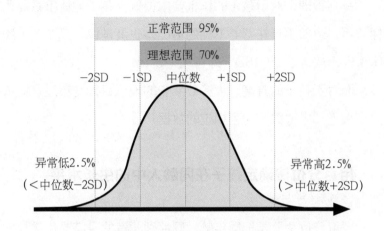

身高、体重数值人群分布示意图

理想水平范围是"中位数±1SD"（表1、表2中-1SD至+1SD之间的数据），即中位数加或减1个标准差之间的范围。70%的人的相关测量值都在这个范围内。

孩子的相关测量值只要大于或等于"中位数-1SD"，即可视为达标。

孩子的相关测量值如果大于中位数，即可视为超过平均水平。

将孩子的相关测量值与以上标准数值进行比对，女孩的体重只要大于或等于表1"-1SD"一列所标示的数字即为达标；男孩的体重只要大于或等于表2"-1SD"一列所标示的数字即为达标。

　　身高管理，对于孩子的体重要求很低。孩子的体重只要达标即可，也即不存在营养不良的情况。也就是说，只要孩子的体重大于或等于"－1SD"即可视为达标。

　　而对于孩子的身高，大多数家长的理想目标是超过平均水平（大于"中位数"一列相应的数据）。

用百分位法确定孩子在同龄人中的生长水平

　　"百分位法"是把同年龄、同性别儿童的身高或体重从低到高排位统计。

　　百分位数值表的第一行标示了百分位的等级。百分位数值越大，直观地代表等级越高。

　　下面两个表格，表4为我国0～18岁女孩身高和体重的百分位数值表，表5为我国0～18岁男孩身高和体重的百分位数值表。通过查询、比对，我们可对自己孩子的身高、体重的生长发育水平有一个简单的了解。

　　例如：一个6岁的女孩，身高为117cm，体重为19kg。

　　通过查询表4，我们可知：其身高可评价为第50+百分位，可记录为"身高P50+"；其体重可评价为第25+百分位，可记录为"体重P25+"。

表4　0～18岁儿童青少年身高、体重百分位数值表（女）

年龄	3rd 身高(cm)	3rd 体重(kg)	10th 身高(cm)	10th 体重(kg)	25th 身高(cm)	25th 体重(kg)	50th 身高(cm)	50th 体重(kg)	75th 身高(cm)	75th 体重(kg)	90th 身高(cm)	90th 体重(kg)	97th 身高(cm)	97th 体重(kg)
出生	46.6	2.57	47.5	2.76	48.6	2.96	49.7	3.21	50.9	3.49	51.9	3.75	53.0	4.04
2月	53.4	4.21	54.7	4.50	56.0	4.82	57.4	5.21	58.9	5.64	60.2	6.06	61.6	6.51
4月	59.1	5.55	60.3	5.93	61.7	6.34	63.1	6.83	64.6	7.37	66.0	7.90	67.4	8.47
6月	62.5	6.34	63.9	6.76	65.2	7.21	66.8	7.77	68.4	8.37	69.8	8.96	71.2	9.59
9月	66.4	7.11	67.8	7.58	69.3	8.08	71.0	8.69	72.8	9.36	74.3	10.01	75.9	10.71
12月	70.0	7.70	71.6	8.20	73.2	8.74	75.0	9.40	76.8	10.12	78.5	10.82	80.2	11.57
15月	73.2	8.22	74.9	8.75	76.6	9.33	78.5	10.02	80.4	10.79	82.2	11.53	84.0	12.33
18月	76.0	8.73	77.7	9.29	79.5	9.91	81.5	10.65	83.6	11.46	85.5	12.25	87.4	13.11
21月	78.5	9.26	80.4	9.86	82.3	10.51	84.4	11.30	86.6	12.17	88.6	13.01	90.7	13.93
2岁	80.9	9.76	82.9	10.39	84.9	11.08	87.2	11.92	89.6	12.84	91.7	13.74	93.9	14.71
2.5岁	85.2	10.65	87.4	11.35	89.6	12.12	92.1	13.05	94.6	14.07	97.0	15.08	99.3	16.16
3岁	88.6	11.50	90.8	12.27	93.1	13.11	95.6	14.13	98.2	15.25	100.5	16.36	102.9	17.55
3.5岁	92.4	12.32	94.6	13.14	96.8	14.05	99.4	15.16	102.0	16.38	104.4	17.59	106.8	18.89
4岁	95.8	13.10	98.1	13.99	100.4	14.97	103.1	16.17	105.7	17.50	108.2	18.81	110.6	20.24
4.5岁	99.2	13.89	101.5	14.85	103.9	15.92	106.7	17.22	109.5	18.66	112.1	20.10	114.7	21.67
5岁	102.3	14.64	104.8	15.68	107.3	16.84	110.2	18.26	113.1	19.83	115.7	21.41	118.4	23.14
5.5岁	105.4	15.39	108.0	16.52	110.6	17.78	113.5	19.33	116.5	21.06	119.3	22.81	122.0	24.72
6岁	108.1	16.10	110.8	17.32	113.5	18.68	116.6	20.37	119.7	22.27	122.5	24.19	125.4	26.30
6.5岁	110.6	16.80	113.4	18.12	116.2	19.60	119.4	21.44	122.7	23.51	125.6	25.62	128.6	27.96
7岁	113.3	17.58	116.2	19.01	119.2	20.62	122.5	22.64	125.9	24.94	129.0	27.28	132.1	29.89
7.5岁	116.0	18.39	119.0	19.95	122.1	21.71	125.6	23.93	129.1	26.48	132.3	29.08	135.5	32.01
8岁	118.5	19.20	121.6	20.89	124.9	22.81	128.5	25.25	132.1	28.05	135.4	30.95	138.7	34.23
8.5岁	121.0	20.05	124.2	21.88	127.6	23.99	131.3	26.67	135.1	29.77	138.5	33.00	141.9	36.69
9岁	123.3	20.93	126.7	22.93	130.2	25.23	134.1	28.19	138.0	31.63	141.6	35.26	145.1	39.41
9.5岁	125.7	21.89	129.3	24.08	132.9	26.61	137.0	29.87	141.1	33.72	144.8	37.79	148.5	42.51
10岁	128.3	22.98	132.1	25.36	135.9	28.15	140.1	31.76	144.4	36.05	148.2	40.63	152.0	45.97
10.5岁	131.1	24.22	135.0	26.80	138.9	29.84	143.3	33.80	147.7	38.53	151.6	43.61	155.6	49.59
11岁	134.2	25.74	138.2	28.53	142.2	31.81	146.6	36.10	151.1	41.24	155.2	46.78	159.2	53.33
11.5岁	137.2	27.43	141.2	30.39	145.2	33.86	149.7	38.40	154.1	43.85	158.2	49.73	162.1	56.67
12岁	140.2	29.33	144.1	32.42	148.0	36.04	152.4	40.77	156.7	46.42	160.7	52.49	164.5	59.64
12.5岁	142.9	31.22	146.6	34.39	150.4	38.09	154.6	42.89	158.8	48.60	162.6	54.71	166.3	61.86
13岁	145.0	33.09	148.6	36.29	152.2	40.00	156.3	44.79	160.3	50.45	164.0	56.46	167.6	63.45

年龄	3rd		10th		25th		50th		75th		90th		97th	
	身高 (cm)	体重 (kg)	身高 (cm)	体重 (kg)	身高 (cm)	体重 (kg)	身高 (cm)	体重 (kg)	身高 (cm)	体重 (kg)	身高 (cm)	体重 (kg)	身高 (cm)	体重 (kg)
13.5岁	146.7	34.82	150.2	38.01	153.7	41.69	157.6	46.42	161.6	51.97	165.1	57.81	168.6	64.55
14岁	147.9	36.38	151.3	39.55	154.8	43.19	158.6	47.83	162.4	53.23	165.9	58.88	169.3	65.36
14.5岁	148.9	37.71	152.2	40.84	155.6	44.43	159.4	48.97	163.1	54.23	166.5	59.70	169.8	65.93
15岁	149.5	38.73	152.8	41.83	156.1	45.36	159.8	49.82	163.5	54.96	166.8	60.28	170.1	66.30
15.5岁	149.9	39.51	153.1	42.58	156.5	46.06	160.1	50.45	163.8	55.49	167.1	60.69	170.3	66.55
16岁	149.8	39.96	153.1	43.01	156.4	46.47	160.1	50.81	163.8	55.79	167.1	60.91	170.3	66.69
16.5岁	149.9	40.29	153.2	43.32	156.5	46.76	160.2	51.07	163.8	56.01	167.1	61.07	170.4	66.78
17岁	150.1	40.44	153.4	43.47	156.7	46.90	160.3	51.20	164.0	56.11	167.3	61.15	170.5	66.82
18岁	150.4	40.71	153.7	43.73	157.0	47.14	160.6	51.41	164.2	56.28	167.5	61.28	170.7	66.89

表5　0~18岁儿童青少年身高、体重百分位数值表（男）

年龄	3rd		10th		25th		50th		75th		90th		97th	
	身高 (cm)	体重 (kg)	身高 (cm)	体重 (kg)	身高 (cm)	体重 (kg)	身高 (cm)	体重 (kg)	身高 (cm)	体重 (kg)	身高 (cm)	体重 (kg)	身高 (cm)	体重 (kg)
出生	47.1	2.62	48.1	2.83	49.2	3.06	50.4	3.32	51.6	3.59	52.7	3.85	53.8	4.12
2月	54.6	4.53	55.9	4.88	57.2	5.25	58.7	5.68	60.3	6.15	61.7	6.59	63.0	7.05
4月	60.3	5.99	61.7	6.43	63.0	6.90	64.6	7.45	66.2	8.04	67.6	8.61	69.0	9.20
6月	64.0	6.80	65.4	7.28	66.8	7.80	68.4	8.41	70.0	9.07	71.5	9.70	73.0	10.37
9月	67.9	7.56	69.4	8.09	70.9	8.66	72.6	9.33	74.4	10.06	75.9	10.75	77.5	11.49
12月	71.5	8.16	73.1	8.72	74.7	9.33	76.5	10.05	78.4	10.83	80.1	11.58	81.8	12.37
15月	74.4	8.68	76.1	9.27	77.8	9.91	79.8	10.68	81.8	11.51	83.6	12.30	85.4	13.15
18月	76.9	9.19	78.7	9.81	80.6	10.48	82.7	11.29	84.8	12.16	86.7	13.01	88.7	13.90
21月	79.5	9.71	81.4	10.37	83.4	11.08	85.6	11.93	87.9	12.86	90.0	13.75	92.0	14.70
2岁	82.1	10.22	84.1	10.90	86.2	11.65	88.5	12.54	90.9	13.51	93.1	14.46	95.3	15.46
2.5岁	86.4	11.11	88.6	11.85	90.8	12.66	93.3	13.64	95.9	14.70	98.2	15.73	100.5	16.83
3岁	89.7	11.94	91.9	12.74	94.2	13.61	96.8	14.65	99.4	15.80	101.8	16.92	104.1	18.12
3.5岁	93.4	12.73	95.7	13.58	98.0	14.51	100.6	15.63	103.2	16.86	105.7	18.08	108.1	19.38
4岁	96.7	13.52	99.1	14.43	101.4	15.43	104.1	16.64	106.9	17.98	109.3	19.29	111.8	20.71
4.5岁	100.0	14.37	102.4	15.35	104.9	16.43	107.7	17.75	110.5	19.22	113.1	20.67	115.7	22.24
5岁	103.3	15.26	105.8	16.33	108.4	17.52	111.3	18.98	114.2	20.61	116.9	22.23	119.6	24.00

续表

年龄	3rd		10th		25th		50th		75th		90th		97th	
	身高 (cm)	体重 (kg)	身高 (cm)	体重 (kg)	身高 (cm)	体重 (kg)	身高 (cm)	体重 (kg)	身高 (cm)	体重 (kg)	身高 (cm)	体重 (kg)	身高 (cm)	体重 (kg)
5.5岁	106.4	16.09	109.0	17.26	111.7	18.56	114.7	20.18	117.7	21.98	120.5	23.81	123.3	25.81
6岁	109.1	16.80	111.8	18.06	114.6	19.49	117.7	21.26	120.9	23.26	123.7	25.29	126.6	27.55
6.5岁	111.7	17.53	114.5	18.92	117.4	20.49	120.7	22.45	123.9	24.70	126.9	27.00	129.9	29.57
7岁	114.6	18.48	117.6	20.04	120.6	21.81	124.0	24.06	127.4	26.66	130.5	29.35	133.7	32.41
7.5岁	117.4	19.43	120.5	21.17	123.6	23.16	127.1	25.72	130.7	28.70	133.9	31.84	137.2	35.45
8岁	119.9	20.32	123.1	22.24	126.3	24.46	130.0	27.33	133.7	30.71	137.1	34.31	140.4	38.49
8.5岁	122.3	21.18	125.6	23.28	128.9	25.73	132.7	28.91	136.6	32.69	140.1	36.74	143.6	41.49
9岁	124.6	22.04	128.0	24.31	131.4	26.98	135.4	30.46	139.3	34.61	142.9	39.08	146.5	44.35
9.5岁	126.7	22.95	130.3	25.42	133.9	28.31	137.9	32.09	142.0	36.61	145.7	41.49	149.4	47.24
10岁	128.7	23.89	132.3	26.55	136.0	29.66	140.2	33.74	144.4	38.61	148.2	43.85	152.0	50.01
10.5岁	130.7	24.96	134.5	27.83	138.3	31.20	142.6	35.58	147.0	40.81	150.9	46.40	154.9	52.93
11岁	132.9	26.21	136.8	29.33	140.8	32.97	145.3	37.69	149.9	43.27	154.0	49.20	158.1	56.07
11.5岁	135.3	27.59	139.5	30.97	143.7	34.91	148.4	39.98	153.1	45.94	157.4	52.21	161.7	59.40
12岁	138.1	29.09	142.5	32.77	147.0	37.03	151.9	42.49	156.7	48.86	161.5	55.50	166.0	63.04
12.5岁	141.1	30.74	145.7	34.71	150.4	39.29	155.6	45.13	160.8	51.89	165.5	58.90	170.2	66.81
13岁	145.0	32.82	149.6	37.04	154.3	41.90	159.5	48.08	164.8	55.21	169.5	62.57	174.2	70.83
13.5岁	148.8	35.03	153.3	39.42	157.9	44.45	163.0	50.85	168.1	58.21	172.7	65.80	177.2	74.33
14岁	152.3	37.36	156.7	41.80	161.0	46.90	165.9	53.37	170.7	60.83	175.1	68.53	179.4	77.20
14.5岁	155.3	39.53	159.4	43.94	163.6	49.00	168.2	55.43	172.8	62.86	176.9	70.55	181.0	79.24
15岁	157.5	41.43	161.4	45.77	165.4	50.75	169.8	57.08	174.2	64.40	178.2	72.00	182.0	80.60
15.5岁	159.1	43.05	162.9	47.31	166.7	52.19	171.0	58.39	175.2	65.57	179.1	73.03	182.8	81.49
16岁	159.9	44.28	163.6	48.47	167.4	53.26	171.6	59.35	175.8	66.40	179.5	73.73	183.2	82.05
16.5岁	160.5	45.30	164.2	49.42	167.9	54.13	172.1	60.12	176.2	67.05	179.9	74.25	183.5	82.44
17岁	160.9	46.04	164.5	50.11	168.2	54.77	172.3	60.68	176.4	67.51	180.1	74.62	183.7	82.70
18岁	161.3	47.01	164.9	51.02	168.6	55.60	172.7	61.40	176.7	68.11	180.4	75.08	183.9	83.00

百分位法与标准差法的换算

　　百分位法与标准差法都是常用的评价儿童身高、体重发展水平的方法，它们的评价结果可以互相换算。

百分位法与标准差法的评价结果换算方法如下：

第3百分位数≈中位数－2SD；

第15百分位数＝中位数－1SD；

第50百分位数（P50）＝中位数；

第85百分位数＝中位数＋1SD；

第97百分位数≈中位数＋2SD。

由此，具体的评价标准可归纳如下：

理想水平范围为"第15百分位数～第85百分位数"或"中位数±1SD"。

正常水平范围为"第3百分位数～第97百分位数"或"中位数±2SD"。

身高达标指"身高数值大于或等于第15百分位数"或"大于或等于中位数－1SD"。

矮小症标准为"身高数值低于第3百分位数"或"小于中位数－2SD"。

用身高别体重百分比看看孩子偏胖还是偏瘦

身高别体重百分比为反映体形匀称度的指标之一。身高别体重也称身高标准体重，指在同等身高条件下比较体重可反映儿童当下的胖瘦状况。

身高别体重百分比代表孩子目前体重超过"身高别中位数体重"的百分比。"身高别中位数体重"是同身高、同性别孩子的平均体重，是与孩子当下身高相对应的理想体重，是俗称"不胖不瘦、看起来刚刚好"的完美体重。

身高别体重百分比计算公式

身高别体重百分比（以下简称"百分比"）＝（当下的体重—身高别中位数体重）/身高别中位数体重×100%

公式中的"身高别中位数体重"，可以根据孩子目前身高查询下表获得。

表6　身高别中位数体重对照表

身高 （cm）	女孩体重 （kg）	男孩体重 （kg）	身高 （cm）	女孩体重 （kg）	男孩体重 （kg）
65	7.2	7.4	98	14.7	14.8
66	7.5	7.7	99	14.9	15.1
67	7.7	7.9	100	15.2	15.4
68	7.9	8.1	101	15.5	15.6
69	8.1	8.4	102	15.8	15.9
70	8.3	8.6	103	16.1	16.2
71	8.5	8.8	104	16.4	16.5
72	8.7	9.0	105	16.8	16.8
73	8.9	9.2	106	17.1	17.2

身高（cm）	女孩体重（kg）	男孩体重（kg）		身高（cm）	女孩体重（kg）	男孩体重（kg）
74	9.1	9.4		107	17.5	17.5
75	9.3	9.6		108	17.8	17.8
76	9.5	9.8		109	18.2	18.2
77	9.6	10.0		110	18.6	18.5
78	9.8	10.2		111	19.0	18.9
79	10.0	10.4		112	19.4	19.2
80	10.2	10.6		113	19.8	19.6
81	10.4	10.8		114	20.2	20.0
82	10.7	11.0		115	20.7	20.4
83	10.9	11.2		116	21.1	20.8
84	11.1	11.4		117	21.5	21.2
85	11.4	11.7		118	22.0	21.6
86	11.6	11.9		119	22.4	22.0
87	11.9	12.2		120	22.8	22.4
88	12.1	12.4		122	22.5	23.2
89	12.4	12.6		124	23.4	24.1
90	12.6	12.9		126	24.2	25.2
91	12.9	13.1		128	25.2	26.2
92	13.1	13.4		130	26.1	27.4
93	13.4	13.6		132	27.1	28.6
94	13.6	13.8		134	28.2	29.8
95	13.9	14.1		136	29.3	31.1
96	14.1	14.3		138	30.6	32.4
97	14.4	14.6		140	31.8	33.8

计算举例

一个2岁男孩，体重为11kg，身高为86.6cm≈87cm。通过查询上表可知，身高87cm的男孩的身高别中位数体重为12.2kg。那么，这个孩子的身高别体重百分比＝（11－12.2）/12.2×100%≈－9.84%。

计算结果解读

身高别体重百分比能实时反映孩子的胖瘦状况。

一、如果百分比为0%，代表孩子不胖不瘦、体形匀称。

二、如果百分比为正数，数值越大代表孩子越胖。百分比≥10%表示超重；百分比≥20%表示轻度肥胖；百分比≥30%表示中度肥胖；百分比≥50%表示重度肥胖。

三、如果百分比为负数，数值越小代表孩子越瘦。

1.如果百分比≤－15%（比如－18%），则代表孩子在医学上可以被诊断为"消瘦"。

2.如果百分比在－14%～0%之间，则代表孩子虽然偏瘦，但是尚未达到消瘦的诊断标准。此时，家长不必太担心。这提示孩子的身高等级高于体重，孩子的体形是利于长高的理想体形。

四、对比孩子体检报告中身高别体重百分比的变化，可以见微知著，及时发现孩子生长发育的偏差，从而尽早干预。

1.如果某一阶段的百分比较之前下降，提示孩子这一阶段以纵向发展为主。但是要注意，−14%～−10%为"警示区间"。如果孩子的百分比下降至"警示区间"，则需要尽早干预，以避免孩子往消瘦方向（百分比≤−15%）发展。此时，可通过加强营养、提高孩子饮食的能量密度，纠正孩子的发育偏差。比如：选择能量密度比较高的奶制品；保证母乳喂养的婴幼儿吃到后奶（脂肪含量比较高）；1岁以上的宝宝可以尝试常温酸奶（其能量密度高于普通奶制品）；辅食或正餐中可适当拌入1mL～2mL植物油，植物油可以选用富含不饱和脂肪酸的茶油、橄榄油、牛油果油、亚麻籽油等。

2.如果孩子某一阶段的百分比较之前上升，提示孩子这一阶段以横向发展为主。但是要注意，6%～9%为"警示区间"。如果孩子的百分比增长至"警示区间"，则需要尽早干预，以避免孩子往超重方向（百分比≥10%）发展。此时，需要适当降低孩子饮食的能量密度以纠正孩子的发育偏差。比如：选择能量密度比较低的奶制品；1岁以上的宝宝可以尝试低脂甚至脱脂牛奶；辅食或正餐要清淡少油，以减少植物油的摄入；加强锻炼，以促进增长的体重及时兑换成身高，从而避免体形过度横向发展。

对于上述早期干预措施，建议坚持执行至少3个月，然后再进行系统生长监测及评估。

注意，根据世界卫生组织（WHO）的评价标准，只有年龄小于7岁、身高低于140cm的孩子才适用以上方法。那么，对于大于7岁的孩子，如何判断其偏胖还是偏瘦呢？此时就需要计算体重指数了，具体方法见下文。

用体重指数判断孩子的体形是否有利身高增长

体重指数也是可反映体形匀称度的指标。体重指数适用面更广，国内国际通用，男女皆宜，可用于判断2～18岁儿童的生长发育状况。

体重指数计算公式

体重指数（BMI）＝体重（kg）/身高（米^2）。

体重指数的单位是kg/m^2。

计算举例

一个8岁女孩，身高为125cm，体重为30kg。

那么，其BMI＝30kg÷（1.25m×1.25m）＝19.2 kg/m^2。

计算结果解读

同样的体重，对于高的人来说是匀称，而对于矮的人来说就是胖了。

与单纯的体重参数相比，BMI的计算中纳入了身高因素。由此可见，BMI是更能反映一个人是偏胖还是偏瘦的综合指标。将计算出的数值与我国2~18岁儿童BMI标准（如表7所示）中同性别、同年龄孩子的BMI标准对比，超出超重标准界值点，即表示超重；超出肥胖标准界值点，即表示肥胖。

表7　2~18岁儿童肥胖、超重筛查BMI界值点（kg/m^2）

年龄(岁)	女孩		男孩	
	超重	肥胖	超重	肥胖
2	17.5	18.9	17.5	18.9
2.5	17.1	18.5	17.1	18.4
3	16.9	18.3	16.8	18.1
3.5	16.8	18.2	16.6	17.9
4	16.7	18.1	16.5	17.8
4.5	16.6	18.1	16.4	17.8
5	16.6	18.2	16.5	17.9
5.5	16.7	18.3	16.6	18.1
6	16.7	18.4	16.8	18.4
6.5	16.8	18.6	17	18.8
7	16.9	18.8	17.2	19.2
7.5	17.1	19.1	17.5	19.6
8	17.3	19.5	17.8	20.1
8.5	17.6	19.9	18.2	20.6
9	17.9	20.4	18.5	21.1
9.5	18.3	20.9	18.9	21.7
10	18.7	21.5	19.3	22.2
10.5	19.1	22.1	19.7	22.7
11	19.6	22.7	20.1	23.2
11.5	20.1	23.3	20.4	23.7

续表

年龄(岁)	女孩		男孩	
	超重	肥胖	超重	肥胖
12	20.5	23.9	20.8	24.2
12.5	21	24.4	21.2	24.6
13	21.4	25	21.5	25.1
13.5	21.8	25.5	21.8	25.5
14	22.2	25.9	22.1	25.8
14.5	22.5	26.3	22.4	26.2
15	22.8	26.7	22.7	26.5
15.5	23.1	27	22.9	26.8
16	23.3	27.2	23.2	27
16.5	23.5	27.4	23.4	27.3
17	23.7	27.6	23.6	27.5
17.5	23.8	27.8	23.8	27.8
18	24	28	24	28

对比孩子体检报告中BMI数值的变化，我们可以判断孩子某一阶段是以横向发展为主，还是以纵向发展为主。若BMI数值较之前升高，代表孩子相应阶段以横向发展为主；若BMI数值较之前降低，代表孩子相应阶段以纵向发展为主。

计算生长速度，掌握孩子生长发育的动态变化

从出生开始，不同孩子的起点就各不相同。其实，可以反映孩子动态变化的（有没有在进步的路上），最重要的不是目前的评价，而是生长速度。

家庭测量最主要的目的是对比孩子在各个阶段的生长速度。不同的阶段，用同一种方法测量，前后一比较便可得出身高或体重增长的速度。

由于对操作方法的理解的差异，家庭测量的身高或体重的具体数值有可能与医院的测量值存在误差。这种情况下，建议以医院测量的数值为准。

年生长速度计算公式

年生长速度=（此次测量值—上次测量值）/测量间隔天数×365天

如果公式中的测量值为身高（cm），则得出的结果为年身高增长速度，单位为cm/年。

如果公式中的测量值为体重（kg），则得出的结果为年体重增长速度，单位为kg/年。

将计算所得速度与表8和表9中相对应数值进行对比，即可得出孩子的身高或体重发展处在什么水平。

如果孩子的身高增长速度比表8中的正常速度慢，则需警惕矮小症。建议充分实施身高管理措施，纠正孩子的生长偏差。

如果孩子的体重增长速度比表9中的相应速度慢，对于超重或肥胖的孩子来说是体形较前已有改善的信号；而对于正常或偏瘦的孩子来说，则需警惕营养不良，此时要加强营养，提高饮食的能量密度，预防营养不良。

表8 儿童身高增长平均速度

特殊生长期	年龄	身高增长速度
快速生长期	1～3月龄	（3cm～3.5cm）/月
	4～6月龄	（2cm～2.4cm）/月
	7～9月龄	1.5cm/月
	10～12月龄	（1cm～1.5cm）/月
稳速增长期	1～2岁	（10cm～12cm）/年
	2～3岁	8cm/年
	3岁～青春期前	（5cm～7cm）/年
快速生长期	青春期	女孩增长约25cm 男孩增长约28cm

说明：2岁内平躺测量身长；2岁以后站立位测量身高。

表9 儿童体重增长平均速度

年龄	体重增长速度	出生体重倍数
1～3月龄	（1kg～1.2kg）/月	2BW
4～6月龄	（500g～600g）/月	
7～9月龄	（250g～300g）/月	
10～12月龄	（200g～250g）/月	3BW
1～2岁	（2.5kg～3.5kg）/年	4BW
2岁～青春期前	2kg/年	

说明：我国足月胎儿的平均出生体重约3.4kg。BW，即Birth Weight，代表出生体重。

孩子的身高不完全由遗传决定

经常有家长问，能否从遗传角度预测孩子成年以后的身高？在医学上，的确有遗传身高计算公式。

单从遗传角度讲，孩子能长多高

遗传身高，即父母遗传给孩子的身高增长潜能。遗传身高也称理论身高。

遗传身高计算公式

公式A：女孩的遗传身高＝（父亲身高＋母亲身高－13）/ 2±6.5cm

公式B：男孩的遗传身高＝（父亲身高＋母亲身高＋13）/ 2±6.5cm

可见，遗传身高不是一个绝对的数值，而是一个数值范围，具体可表示为"均值±6.5cm"。

计算举例

小明身高173cm，小芳身高160cm。

那么，小明和小芳的女儿的遗传身高＝（父亲身高＋母亲身高－13）/2±6.5cm＝（173＋160－13）/2±6.5cm＝160±6.5cm。也即，小明和小芳的女儿的遗传身高为153.5cm～166.5cm，均值为160cm。

而小明和小芳的儿子的遗传身高＝（父亲身高＋母亲身高＋13）/2±6.5cm＝（173＋160＋13）/2±6.5cm＝173±6.5cm。也即，小明和小芳的儿子的遗传身高为166.5cm～179.5cm，均值为173cm。

孩子的身高一定在遗传身高范围之内吗

孩子的身高一定在遗传身高公式计算所得的范围之内吗？据统计，这个可能性为95%。

比如上面的例子，小明和小芳的女儿成年后的身高有95%的可能会在160±6.5cm这个范围之内。而他们的儿子成年后的身高有95%的可能会在173±6.5cm这个范围内。

当然，人的身高也有5%的可能不在遗传身高公式计算所得结果的范围内。

这又可分为以下两种情况：

一是有2.5%的可能会超出遗传水平，即成年身高高于（均值+6.5）cm；

二是有2.5%的可能会低于遗传水平，即成年身高低于（均值-6.5）cm。

发生概率低于5%的事件在统计学上被定义为小概率事件。"小概率事件"在统计学上意味着基本不会发生；如果发生了，纯属意外。比如，孩子的成年身高高于（均值+6.5）cm，绝对是意外之喜，是可遇而不可求的。

我们既要对遗传潜能做到心中有数，更要在遗传的基础上多多努力。知天命，尽人事，努力过至少不会后悔。如果能获得意外之喜，那就更好了。

遗传身高跟孩子自身有没有关系

在遗传身高的计算公式中，有跟父母相关的变量，并没有跟孩子相关的变量。只要知道父母的身高就可以计算出孩子的遗传身高，即孩子的遗传身高只跟父母有关。实际上，孩子在成长过程中能发挥多少潜能，得结合孩子当下的身高和骨龄来判断。

单从理论上讲，同一对夫妻生的孩子，只要性别一样，遗传身高基本上是一样的。

既然遗传天注定，后天努力还有意义吗

正因为身高后天有提升的空间，才有了身高管理这门学问。

从遗传身高的公式可以看出，遗传身高是一个范围。遗传身高的理论基础是，基于父母身高得出一个均值，遗传身高则围绕均值在±6.5cm的范围内波动，具体可表示为"均值±6.5cm"。

遗传身高公式基本分为两部分：

一是均值，表示遗传因素对人的身高发展可起到70%的决定作用，代表着遗传潜能的平均水平（均值）。

二是波动范围（±6.5cm），表示后天环境因素对于人的身高发展可起到约30%的决定作用。环境因素包括饮食、运动、睡眠、关键营养素补充等。就是这30%，导致不同的孩子在相同的先天遗传的基础上在身高层面可能表现出很大的差异。也即，重视与不重视之间，相同条件下孩子的成年身高差距可达13cm甚至更多。

可见，这±6.5cm就是最大的变数，就是身高管理努力的空间。

身高管理是一场与遗传潜能的博弈

如果孩子的成年身高刚好达到遗传身高公式计算所得的均值，可以形象地比喻为"保本"。

如果孩子的成年身高超过均值，可以形象地比喻为有"盈利"。

如果孩子的成年身高达不到均值，可谓十分不理想，可以形象地比喻为"折本"了。

日常门诊中，我经常看到有些女孩已经来月经了或有些男孩已经变声一年多了，因为身高增长很慢，才来就诊。此时，拍骨龄往往只能看到一条缝，这预示着孩子的身高可以增长的空间已经不多了。此时，家长的常见心态是，接下来哪怕只是再长高1cm也算是赚到了。

其实，我们完全可以避免这种情况。

我认为，对于孩子的身高管理要尽早开始。越早重视身高管理，身高管理可以努力的空间越大。

对于孩子的身高管理，我们的目标是先保本，再盈利；警惕折本，及时止损。具体来讲，就是期望孩子先守住遗传身高的均值，在此基础上再往＋6.5cm的方向去做加法，能加多少算多少；同时警惕早发育，避免往－6.5cm的方向折损；如有折损，则要及时止损，先赶上遗传均值，再往更好的方向努力。

寻找差距，圆长高梦想

前面我们介绍了遗传身高计算公式，在身高层面遗传因素可起到约70%的决定作用，后天环境因素可起到约30%的决定作用。千万不要小看这30%，重视与不重视之间，相同条件下孩子的成年身高差距可达13cm甚至更多。

要通过后天环境来管理身高，首先得找到差距，由此方能量身打造"追梦计划"。

寻找潜能层面的差距——遗传身高VS期望身高

家长可以对孩子未来的身高有期望，可参照下面的百分位等级表（表10）评价您的期望，看看您的期望属于哪一个等级。

百分位数的英文为percentile，缩写为"P"。由此，表10 9个百分位等级从低到高依次可标示为P3、P10、P15、P25、

P50、P75、P85、P90、P97。

表10　成年身高百分位等级表

等级编号	1	2	3	4	5	6	7	8	9
身高评价等级	第3百分位	第10百分位	第15百分位	第25百分位	第50百分位	第75百分位	第85百分位	第90百分位	第97百分位
男孩成年身高(cm)	161	165	167	169	173	177	179	180	184
女孩成年身高(cm)	150	154	155	157	161	164	166	168	171

应用举例

A家庭有一个女孩，父母对孩子成年后的期望身高是165cm。根据表10，女孩第75百分位等级（P75）对应的成年身高为164cm，第85百分位等级（P85）对应的成年身高为166cm，故A家庭父母对女孩的期望身高（165cm）可评价为——期望身高P75＋。

B家庭有一个男孩，父母对孩子成年后的期望身高是180cm。根据表10，B家庭对孩子的期望身高可评价为——期望身高P90。

而根据遗传身高计算公式，A家庭女孩的遗传身高为161±6.5cm，通过比对百分位等级表可评价为——遗传身高P50。B家庭男孩的遗传身高为173±6.5cm，通过比对百分位等级表可评价为——遗传身高P50。

下面，我们来找一找第一种差距——潜能层面的差距，即遗传身高与期望身高的差距。我们直接用遗传身高减去期望身高便可得到潜能差距，同时可判断遗传身高与期望身高差几个百分位等级。

计算举例

以上面的A家庭为例，其女孩情况如下：

潜能差距＝遗传身高－期望身高＝161cm－165cm＝－4cm。

潜能百分位等级差距＝P50（等级5）－P75（等级6），结果为"－1等级"。

而对于B家庭来讲，其男孩情况如下：

潜能差距＝遗传身高－期望身高＝173cm－180cm＝－7cm。

潜能百分位等级差距＝P50（等级5）－P90（等级8），结果为"－3等级"。

上述结果若为负数，代表遗传潜能比期望值低；负值绝对值越大，代表差距越大，实现越困难，越需要积极干预。

上述结果若为正数，则代表遗传潜能比期望值高，是实现期望的有利条件，但是也需要时刻保持警惕，以维持优势。

寻找当下的差距——当下身高VS期望身高

下面我们来寻找第二种差距——当下的差距，即当下身高的发展轨迹与期望身高的差距。可参照我们之前用过的表4和表5先评价孩子当下身高的百分位等级。

仍以之前提到的A家庭为例。A家庭的6岁女孩当下的身高为117cm，根据表4可评价为第50＋百分位，可记录为：当下身高P50＋。根据百分位等级表，可知她当下身高百分位等级所对应的成年身高为——略高于161cm。而父母对她成年后的期望身高是165cm，即期望身高P75＋。

那么，A家庭女孩的基本情况如下：

当下的差距＝当下身高百分位等级所对应的成年身高－期望身高＝161cm－165cm＝－4cm。

当下百分位等级差距＝P50（等级5）－P75（等级6），结果为"－1等级"。

寻找行动层面的差距——骨龄身高VS期望身高

最后我们来寻找第三种差距——行动层面的差距。

行动层面的差距与骨龄有关。骨龄指骨骼的生理年龄。只有为孩子拍摄了骨龄，我们才能够了解孩子实际生长的轨迹，找到实际行动的差距。

当然，拍骨龄是有指征的，要么是孩子存在发育的征象，要么是怀疑孩子有矮小症或身高增长明显不正常。

我们之前反复用过的表4和表5最左侧一列是"年龄"。如果已经为孩子拍了骨龄，那么我们查表时可按照骨龄来评价孩子当下的身高水平，可得出"骨龄身高所对应的百分位等级"，再根据表10便可得出该百分位等级所对应的成年身高。

仍以之前提到的A家庭为例。A家庭的6岁女孩，目前身高117cm。由于她出现了乳房增大的现象，医生为她拍了骨龄，她的骨龄为8岁。根据上面所讲，寻找行动层面的差距应按照骨龄（8岁）去查表评价，而不是按照生理年龄（6岁）去查表评价。

故，按照骨龄去比对表4（8岁）那一行的身高数值，该女孩"骨龄身高所对应的百分位等级"为P3－。然后，再比对成年身高百分位等级表（表10），该女孩骨龄身高百分位所对应的成年身高为——低于150cm。而父母对孩子成年后的期望身高为165cm（期望身高P75＋）。

那么，A家庭女孩在行动层面的差距＝骨龄身高百分位等级所对应的成年身高－期望身高＝150cm－165cm＝－15cm。

其行动百分位等级差距＝P3（等级1）－P75（等级6），结果为"－5等级"。

一般来讲, 女孩骨龄至17岁时、男孩骨龄至18岁时, 身高就会停止增长。

也即, 骨龄反映的是身高实际生长的年龄。根据骨龄身高百分位等级所对应的成年身高, 可以"预估"孩子身高增长的趋势和成年身高。但是此项预估值并不是绝对的, 与骨龄增长的速度呈负相关, 与身高增长的速度呈正相关。

一旦孩子具备拍骨龄的指征, 建议每半年复查一次骨龄来动态预测生长趋势。如果骨龄增长的速度放缓了, 身高增长的速度提高了, 则预测身高值将有可能成为现实; 反之, 预测身高值将有所折损。

差距的大小与实施难度

找到潜能层面的差距、当下的差距和行动层面的差距, 我们才能对身高管理的实施难度做到心中有数, 才能够未雨绸缪、早做准备。

表11 差距的大小与实施难度对照表

与期望身高的差距	与期望身高百分位等级的差距	实施难度
<5cm	1~2等级	★
5cm~10cm	3~4等级	★★
>10cm	≥5等级	★★★

差距越大，实施难度越大，但是只要骨骺还没有完全闭合，成年身高就有提升的空间。

越早发现差距，越早重视，越早努力，身高管理才可能收获成功。

从下一章开始，我们将系统学习身高管理的原则和方法。

第三章

身高管理的基本原则

帮孩子打造利于长高的体形

身高管理的最佳时机

随着社会经济的快速发展，人民生活水平逐步提高，我们的育儿目标也越来越丰富、全面。

身高增长需要时间。如果孩子的骨骺已经闭合、身高已经停止增长，我们再关注孩子的身高为时已晚。

身高管理的关键在于青春期开始之前身高积累得怎么样。

身高管理的最佳时机就在当下，就是现在。最好在孩子进入青春期之前就开始着手身高管理，越早重视，越早管理，效果越好。

当今的儿童保健是结合了多学科知识的全方位保健。可以说，从孩子2岁之后，儿童保健关注的重点就应当逐步转移至身高管理。

建议在孩子上幼儿园、小学之后，仍坚持定期进行生长监测，以期能早期矫正生长偏离，让孩子在身高层面以一个比较高的起点进入青春期，而不是等孩子已经开始发育且身高偏矮时才关注其身高发展。

一旦发现孩子有任何发育征象，不管是正常发育还是提早发育，均应带孩子至儿童生长发育门诊拍骨龄，以进一步判断孩子的身高增长趋势与遗传是相符合，还是较遗传有所折损，从而制订或调整身高管理方案。

如果意识到要重视孩子的身高管理时，孩子已经进入青春期了怎么办？错过的时间已然不可追回，追悔只是徒增伤感，没有必要。把握当下最重要！只要孩子的骨骺还没有完全闭合，其身高发展就有补救的空间。

身高管理的性别差异：男孩女孩，因材管理

在青春期之前，身高增长层面的性别差异并不明显。

不论男女，3岁至青春期前，身高的增长速度一般都是（5cm～7cm）/年，我们姑且称之为普通增速。

那么，为什么男孩的最终身高普遍比女孩高呢？

因为男孩性发育普遍比女孩晚2年，大多数男孩在青春期前按照（5cm～7cm）/年的普通增速比女孩多长了2年。（5cm～7cm）/年×2年≈13cm。这就是为什么男孩一般比女孩高13cm左右的原因。我国男性的平均身高为172.7cm，女性的平均身高为160.6cm，这也印证了以上观点。

由此可见，女孩与男孩在身高层面的差距是进入青春期的时间不同导致的。青春期启动早，成年终身高偏矮；青春期启动晚，成年终身高偏高。

同样的道理，不管是男孩还是女孩，进入青春期的时间越早，就意味着过早结束了青春期前的身高积累过程，从而以低

起点身高进入青春期，进而可能导致成年终身高偏矮。

适当地推迟青春期的启动年龄，对于身高管理十分重要。

注意，这里提的推迟青春期的启动时间，不仅仅包括预防性早熟。即使没有性早熟的情况，相对晚一点儿进入青春期也是有好处的。

帮孩子打造利于身高增长的体形

所有家长都希望孩子吃得好、长得壮，也想要孩子长得高。

虽说体重是长高的基础，但是也要警惕，体重增长过快可能影响身高增长。

身高管理最重要的事就是——注意纵向长高的生长趋势。家长要关注孩子身高与体重的比例是否协调，在不同阶段是以纵向发展为主还是以横向发展为主。

理想的利于长高的体形是什么样的

理想状况下，容易长高的体形是——身高高于体重一个等级，即瘦长形的体形。

最适合评价中国儿童身高、体重等级的标准首选中国标准，其次才是世界卫生组织（WHO）的标准。

目前，我国儿童保健门诊使用的标准源于2005年我国九省/市儿童体格发育的调查数据。据悉，更新的调查数据已经采集完毕，正在统计阶段。

我们可以通过查看表4、表5评价孩子的身高、体重的百分位等级。

如果孩子身高的百分位等级高于体重的百分位等级，则孩子拥有理想的利于长高的体形。

如果孩子体重的百分位等级高于身高的百分位等级，则代表孩子正在横向发展，这种情况不利于身高增长。此时，要适当控制体重，比如限制油脂类的摄入、取消夜宵、控制晚餐进餐量等。在接下来的3个月，每日上午测量空腹体重，尽量保证体重暂时不增长甚至有所下降。另外，要加强体育锻炼。这些措施要坚持执行，直至身高百分位等级超过体重百分位等级。然后，每3个月到儿童保健门诊对孩子的身高发展情况评估一次，以适时调整执行方案。

孩子2岁后，家长应重点关注其身高而非体重

身高的增长只有十几年，而体重的增长没有时间限制。

增肥容易减肥难，一定要警惕孩子体形横向过度发展，否则可能影响身高增长。

孩子年龄越大，其肥胖延续至成年的风险越高。7岁时

肥胖的40%，青春期肥胖的70%～80%，可能延续至成年。也即，在孩子年龄还小时，过度追求其体重的增长可能增加其成年后肥胖的风险。

孩子2岁以后，家长的关注点应是其身高而不是体重。

孩子的身高，最好能超过平均水平；孩子的体重，只要达标（即达到"中－"水平）、不存在营养不良即可。

那么，什么叫体重达标呢？

孩子的身高或体重的等级在体检报告中会有标示。下图所示是一张关于身高、体重的评价表。下表中第一行标注的是常用的关于身高、体重的六等分评价标准。六等分法的评价标准从低到高依次为下、中下、中－、中＋、中上、上。孩子体重的评价等级在"中－"水平及以上，即表示不存在营养不良的情况。

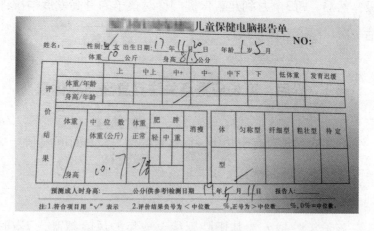

常用儿童身高、体重评价表

我们也可以通过查询我们之前用过的表1和表2对孩子当下的身高、体重进行评价。

"中-"等级代表孩子的测量值≥中位数-1SD且<中位数。

简而言之，女孩的体重只要大于或等于表1"-1SD"列所标示的相应的数字即可，男孩的体重只要大于或等于表2"-1SD"列所标示的相应的数字即可。这都代表孩子为身高增长储备了足够的营养。除此之外，对于体重，儿童保健医生没有更多的要求；家长不必太过担心，反而要注意过犹不及。最理想的状况是，体重等级不要超过身高等级，要保持适合纵向长高的瘦长形体形。

应以纵向长高为主，还是横向长胖为主

长高的趋势很重要，长高是纵向发展，而不是横向发展。

体重增长过快，甚至超重、肥胖，均不利于长高。

一方面，过度的横向发展代表孩子不爱运动；另一方面，过度的横向发展代表身体增加了很多脂肪。

脂肪细胞中的芳香化酶可以把雄激素转化为雌激素，而较高的雌激素水平会加速骨骺闭合，导致骨龄提前，有损身高

增长。

那么，何谓纵向增长？

如果孩子某阶段身高增长速度快于体重增长速度，则表示孩子此阶段以纵向长高为主。

如果孩子某阶段体重增长速度快于身高增长速度，则表示孩子此阶段以横向长胖为主。这种情况不利于长高。

家长可以比对表8、表9所示儿童身高、体重增长的平均速度，确定自己孩子身高、体重增长的速度是否正常。

一般而言，孩子3岁至青春期前平均每年身高应增长5cm～7cm。

如果孩子的身高增长达不到2.5cm/半年或5cm/年，则说明其身高增长速度过缓，应尽早到儿童生长发育门诊进行身高管理。

2岁以上的孩子只要每年能增重2kg即可，即每半年增重1kg。如果孩子某阶段身高增长速度偏慢（比如5cm/年），体重增长速度偏快（比如＞2kg/年），身高别体重百分比较前上升，这说明孩子此阶段以横向长体重为主。

如果孩子某阶段身高增长速度正常［比如（6cm～7cm）／年］，体重增长速度为2kg/年，身高别体重百分比较前下降，则代表孩子此阶段以纵向长高为主。

长高是一场与体重的博弈。长高既需要适当地增加体重，为长高提供"原料"，又要警惕体重过度增长导致体形横向发展过度。

　　身高管理要从饮食、运动、睡眠、关键营养素补充等方面着手，但是具体该怎么操作，该注意哪些细节呢？我之后会细讲。

身高管理的加法：越早重视越有效

在这里，我将给大家介绍一下身高管理的关键公式之一——身高管理的加法公式。

身高管理的加法公式

成年终身高＝出生身长＋青春期前身高的积累值＋青春期身高增长值

下面，我们来分析一下上述加法公式中的3个加数，并着重分析一下后天努力（人力）可以起作用的部分。

出生身长

每个人的出生身长都是父母给的，通过后天努力可以改进的余地很小。对于准父母来说，应定期做产检，预防早产，一且发现胎儿宫内生长受限要及时干预。对于已经出生的孩子来说，出生身长已然无法改变，我们只能接受现实。

青春期前身高的积累值

此乃身高增长加法公式中最大的变数。这个值越大，代表后天努力的效果越明显。不论男女，3岁至青春期前，身高增长速度一般为（5cm～7cm）/年。我们希望孩子不要太早发育，以（5cm～7cm）/年的平稳增速多长一段时间，从而以一个好的起点身高进入青春期，再加上青春期身高增长值（女孩约25cm，男孩约28cm），最终获得身高加法的最大值——成年终身高。此阶段后天可以努力的空间包括两个部分：时间和速度。在"时间"层面，是不要太早发育和结束生长，以为身高增长多保留一些时间。在"速度"层面，是在一定的时间里实现理想的身高增长值。

青春期身高增长值

根据身高增长的规律，女孩青春期身高约增长25cm，男孩青春期身高约增长28cm。可见，青春期身高增长是有限的。况且并不是所有的孩子青春期在身高增长层面都能发挥正常水平。可见，在青春期，后天可以努力的空间也很有限。在青春期，最需要注意的就是加强体育锻炼，促进身高增长；同时警惕体形过度横向发展，预防青春期发育进程过快，以避免过早地结束身高增长。

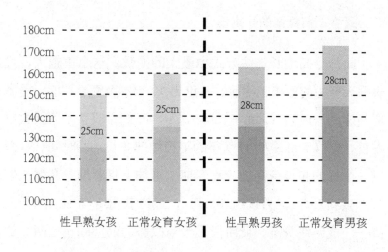

性早熟的孩子和正常发育的孩子身高发展示意图

从上图可知，无论男女，青春期在身高层面的发挥都是有限的，女孩一般可增长25cm，男孩一般可增长28cm。性早熟可能会让孩子提早结束青春期前（5cm～7cm）／年的身高积累期，从而以低起点身高进入青春期，导致成年终身高偏矮。

由此可见，身高增长加法公式中最大的变数在于青春期前身高的积累值，这提示身高管理的关键期不是青春期，而是青春期前。青春期前的身高积累直接决定着成年终身高。

身高管理的乘法：掌握好速度，控制好时间

根据上节提到的身高管理的加法公式，理想的成年终身高与青春期前身高的积累密切相关，也即要让孩子在身高层面以一个高起点进入青春期。

下面，我们来讲一下在青春期前提高身高积累值的秘诀。在这里，我们要重点讲一下身高管理的乘法公式。

身高的增长值＝速度×时间

此公式揭示了身高增长的两个必要条件，一是速度，二是时间。

"时间"是指身高还可以增长的时间，是长高的时间成本。

"速度"是指身高增长的速度。

我们一直很重视"提高速度"，但是往往容易忽略长高的时间成本。比如，家长往往会因为孩子某段时间在身高层面

长得快而欣慰，但是如果孩子的体形过度横向发展甚至提早发育，则有可能过度耗费时间成本，最终导致成年终身高不理想。

下面，我详细解读一下以上公式中的速度和时间这两个变量。

掌握好生长速度

人的身高增长有两个高峰期：第一个在婴儿期，即出生后的头1年，平均约增长25cm；第二个在青春期，女孩约增长25cm，男孩约增长28cm。

3岁至青春期前是身高的平稳上升期。在这个平稳上升期，身高增长速度为（5cm～7cm）/年。

在身高增长的平稳期：

1.如果身高增长速度低于5cm/年，则代表生长不足。建议尽早到儿童生长发育门诊进行监测，及时干预。

2.如果父母身高不理想，或对孩子身高的期望比较高，则孩子的身高增长速度最好能达到（6cm～7cm）/年，也即每半年增长3cm～3.5cm。

3.如果当下孩子已经比同龄孩子矮，孩子的身高增长速度最好能大于7cm/年。

4.如果一直正常生长的孩子突然长高很多，如增长速度大于7cm/年，家长不要高兴得太早，反而需警惕孩子提早发育，建议带孩子到儿童生长发育门诊排除提早发育的情况。

控制好时间成本

不要让孩子过早发育和结束生长，以为身高增长多保留一些时间。

相对晚一点儿进入青春期，对身高增长是有绝对好处的。

如果已拍了骨龄，孩子剩余的身高增长时间应以骨龄为基准来计算。

如前所言，拍骨龄是需要指征的，要么孩子存在提早发育的征象，要么孩子有患矮小症的可能或身高增长明显低于正常水平。

骨龄与实际年龄基本相符，或是骨龄比实际年龄稍微落后一点儿，均有助于身高增长。

需要警惕的是，骨龄较实际年龄提早发育有可能过早消耗有利于长高的时间成本，折损身高增长潜能。

如果孩子不具备拍骨龄的指征，则可以做一些预防骨龄提前发育的工作，如维持理想的利于长高的体形、避免体形横向发展等。

身高管理既要锦上添花，也要雪中送炭

身高增长既需要速度，也需要时间

如下面的公示所示，促进身高增长的关键在于提高单位骨龄的身高增长速度。

$$单位骨龄的身高增长速度（cm/年）= \frac{身高增加值（cm）}{骨龄增加值（年）}$$

其中，骨龄增加值为前后两次拍骨龄所得的骨龄增长值。每次拍骨龄时，同时测量身高、体重，可得出身高、体重相应阶段的增长值。然后，将相关数据代入上述公式即可得出单位骨龄的身高增长速度。

如何提高单位骨龄的身高增长速度？从上述计算公式可以看出，一是扩大分子——提高身高的增长速度；二是缩小分母——控制骨龄的增长速度。

这与身高管理的乘法公式是相通的，身高增长既需要速度，也需要时间。扩大分子则作用于乘法公式的速度轴；缩小分母即为身高的增长保留时间，作用于乘法公式的时间轴。所以，身高的增长值＝速度×时间。

对身高增长有帮助的措施

表12　可作用于身高增长速度轴和时间轴的各种措施对照表

	速度轴	时间轴
	目的在于促进生长	目的在于延缓骨龄
基本措施	关键营养素补充（常规补充维生素AD，必要时补充锌、钙等）	合理安排饮食（注意食物选择，一般不进补）
	合理安排运动	合理安排运动
	合理安排睡眠	控制体重
特殊用药	生长激素	GnRHα

如上表所示，所有对身高增长有帮助的措施按照是作用于速度轴还是时间轴可分为两大部分。

可作用于速度轴（可促进身高增长速度）的措施包括：

1.关键营养素补充；

2.合理安排睡眠；

3.科学运动；

4.特殊用药，如使用生长激素。

可作用于时间轴（可延缓骨龄、为身高增长保留时间）的措施包括：

1.调整饮食（不随意进补）；

2.控制体重（警惕横向发展）；

3.科学运动；

4.特殊用药，如使用发育抑制针。

需要注意的是，运动是双轴向作用的。一方面，科学合理的运动可促进身高增长，因为运动会促进生长激素的分泌；另一方面，运动还可以延缓骨龄的发展。比如，运动量大的女孩月经初潮往往会延后。运动的跨轴作用很好地说明了为什么生命在于运动，对于成年人是这样，对于成长过程中的孩子更是如此。

上述所有对身高有帮助的措施中，除了特殊用药，其余都叫"基本措施"。

所谓"基本措施"，是每天都可执行的措施，是身高管理的基础，是不管孩子有没有特殊用药都应坚持做的事情，是温和、安全、有效的措施。

特殊用药是少数，基本措施才是王道

很多家长可能听说过，有的提早发育的孩子需要通过打针来控制发育。这里说的针指发育抑制针，其作用是控制发育，抑制骨龄，是作用于时间轴的，不能直接提高身高增长速度也不会影响身高增长的速度。

对于需要打发育抑制针的孩子，治疗前其初始骨龄越大，打针之后回归正常身高增速的潜力越差；如果身高增速下降到小于4cm/年，则需要考虑同时使用生长激素。生长激素也是打针治疗，能够直接提高身高的增长速度，是作用于速度轴的。当然，对于生长激素分泌不足的孩子，也可使用生长激素治疗。

上述两种针，一种是发育抑制针，一种是生长促进针，都属于身高管理层面的特殊用药，作用是相对独立的，不会互相影响，但是临床使用时都有严格的指征和需要注意的事项。

于身高管理而言，需要特殊用药的情况毕竟是少数，基本措施才是王道。

基本措施是对生长正常和生长发生偏离的孩子而言都有效的措施，对于发育正常的孩子是锦上添花，对于发育异常的孩子是改善方略。

我们强调"基本措施"的目的是：为生长正常的孩子提供更多种可能性，满足更高层次的身高期望，同时早期发现生长偏离以早期矫正，避免孩子发展至需要使用特殊药物的阶段；同时为已经在使用特殊药物的孩子提供基本改善措施。毕竟，光靠打针，不配合基本措施，身高管理的效果肯定也不会太理想。基本措施是身高管理的基础，先把基础打好了，有指征时再结合特殊药物才能取得理想的效果。

定期评估，动态调整

本书将从速度轴和时间轴两大方向，详细介绍身高管理的基本方案，操作性强。家长看完当下就可以参照执行，将孩子的日常生活规律调整至身高管理模式。同时，本书也可教会家长及时识别性早熟、矮小症，以尽早纠正孩子的生长偏离。

基本措施的大原则是不变的，但是在细节层面可根据孩子定期监测、评估的结果进行动态调整。

孩子处在不断成长和变化的过程中，对于孩子当下生长水平的评价和未来生长趋势的预测不是一成不变的。生长需定期监测，评估需动态管理。也即，我们要根据评估结果，对基本措施进行动态调整。

　　所以，关注孩子身高的家长，通过系统学习本书，可以先执行基本措施，再定期监测，以评估管理效果和动态调整管理方案，必要时、有指征时再在专科医师的指导下考虑特殊用药。

第四章

创造条件，促进身高
合理增长

补充好营养，调整好睡眠

关键营养素补充——补维生素AD

很多家长往往只重视维生素D，而忽略了维生素A。那么，到底该补维生素D还是维生素AD？

另外，人们常说"鱼肝油要服用到2岁"，是这样吗？到底要补到多大年龄？长期服用会不会过量？

还有，市面上的补充制剂那么多，有保健品，有药品，该如何选择？

这些都是家长最常见的疑问，是我在儿童保健门诊被问得最多的问题。

该补充维生素AD还是维生素D

根据《维生素D缺乏及维生素D缺乏性佝偻病防治建议》，孩子出生后应该尽早补充维生素D，如每天要补充400IU～800IU。

根据《维生素A缺乏的诊断、治疗及预防》，"应在孩子出生后15天及时添加维生素A和维生素D"。

接下来的内容中会反复出现"维生素D制剂"这个概念。维生素D制剂指的是含有维生素D成分的制剂，基本包括维生素D制剂和维生素AD制剂。

不要把"维生素D制剂"和"维生素D"这两个概念混淆了，前者的范围更广。

临床上常用的"维生素D"推荐补充方案见下表。

表13 维生素D推荐补充方案

推荐服用年龄	推荐维生素D制剂	推荐服用量
0~2周龄	维生素D	每晚1粒
2周龄~1岁	维生素AD （1岁以内规格）	每晚1粒
1~18岁	维生素AD （1岁以上规格）	每晚1粒

说明：维生素D包括维生素D_3和维生素D_2。

如何解读上面的表格呢？

首先，宝宝出生后尽早开始（一旦吃奶了即可开始）服用维生素D；

其次，宝宝出生后2周至1岁，可换服维生素AD滴剂（胶囊型，1岁以内规格）；

再次，孩子满1岁后，换服维生素AD滴剂（胶囊型，1岁以上规格）；

最后，每晚服用1粒即可，可坚持服用至18岁。

对于个别情况特殊的宝宝，比如早产儿、双胎宝宝、多胎宝宝、低出生体重儿等，在医生的建议下可同时服用维生素AD滴剂和维生素D滴剂，具体以医嘱为准。

为什么要同时补充维生素A和维生素D

补了作用大

我们先明确一个基本概念。维生素D可促进人体对钙的吸收；而维生素A作用更大，可与维生素D协同合作促进身高增长。维生素A能促进孩子骨小梁有序排列，从而促进长骨纵向生长，同时还可以让孩子的双眼更明亮，增强孩子呼吸道的抵抗力。

不补危害大

《维生素D缺乏及维生素D缺乏性佝偻病防治建议》明确指出：维生素D缺乏可引起体内钙、磷代谢失常，导致骨骼发生病变，还可影响神经、肌肉、造血、免疫等，对健康危害很大。

另外，最新研究显示，可疑亚临床型维生素A缺乏可能影响儿童的记忆功能，降低儿童的免疫力，导致呼吸道感染和贫血的发生，等等。

我们的身体缺乏

美国儿科学会指出，在任何人种中均不推荐单一依赖日光照射来补充维生素D。而富含维生素D的天然食物并不多，所以我们应通过额外补充来获取足够的维生素D。

另外，受经济发展、饮食习惯等因素影响，我国是儿童、青少年维生素A缺乏的高发地区，其中以农村地区最甚。

权威调查表明，2012年我国中小城市小学生中维生素A未达理想水平者占30.33%（缺乏率为9.77%，边缘缺乏率为20.56%）。我国农村儿童、青少年维生素A未达理想水平者占24.28%（缺乏率为5.53%，边缘缺乏率为18.75%）。

缺不缺用事实说话。简而言之，我国有1/4～1/3的儿童维生素A未达理想水平。

为此，家长在给孩子补充维生素D时，不要忘了同时补充维生素A，可优先选择能同时补充维生素A和维生素D的维生素AD制剂。

长期服用会不会过量

你有没有听说过"长期服用维生素A会中毒，只服用维生素D就好了"这样的说法？

那么，长期服用维生素A和维生素D究竟安不安全，会不会中毒呢？

安不安全以权威指南为准。

可耐受最高摄入量是健康人群中几乎所有个体都不会产生毒副作用的最高摄入水平。

《中国居民膳食营养素参考摄入量》（2013版）中明确列举了维生素A的可耐受最高摄入量，具体见下表。

表14　维生素A可耐受最高摄入量

年龄（岁）	ugRAE/日	（换算为）iU/日
0～	600	1980
0.5～	600	1980
1～	700	2310
4～	900	2970
7～	1500	4950
11～	2100	6930
14～	2700	8910
18	3000	9900

根据美国儿科学会的建议，维生素D的可耐受最高摄入量见下表。

表15 钙元素和维生素D的可耐受最高摄入量

年龄	钙元素（mg/日）	维生素D（IU/日）
0~6月龄	1000	1000
6~12月龄	1500	1500
1~3岁	2500	2500
4~8岁	2500	3000
9~18岁	3000	4000

我国目前所有儿童用的维生素AD同补制剂中维生素A和维生素D的含量远低于上述可耐受最高摄入量。

只要严格遵医嘱服用，相对还是很安全的，一般不会有过量服用的风险。

目前，已经可以检测静脉血中维生素A和维生素D的浓度。临床检测结果显示，更常见的是维生素A及维生素D缺乏，而极少见到维生素A及维生素D过量。即使检测显示孩子维生素A和维生素D均在正常范围内，也建议每晚按推荐量坚持给孩子补充，因为通过食物和日光照射补充的量远不够身体所需。

也就是说，会不会过量以检查结果为准。

当然，相关文献也有关于维生素A和维生素D中毒的报道。为了避免中毒，务必谨遵医嘱。日常生活中，要将相关制剂放到孩子拿不到的地方，因为有的小朋友会把维生素AD胶囊当糖果吃，或者把维生素AD液体剂型当饮料喝。

该服用至什么时候

根据2015年版《维生素D缺乏及维生素D缺乏性佝偻病防治建议》，孩子出生后应该尽早补充维生素D，每天可补充400IU～800IU，直至满18岁。

注意，这里的适补年龄是0～18岁。而2008年版的《维生素D缺乏性佝偻病防治建议》推荐补充维生素D的年龄是2周～2岁。

为什么要把维生素D的适补年龄延长至18岁，把开始补充维生素D的时间从出生后2周提前至"出生后尽早"呢？

这说明，维生素D的补充对于成长中的儿童十分重要。

维生素D制剂的选择

关于维生素D制剂的选择，有单纯的维生素D滴剂（胶囊型），有维生素AD滴剂（胶囊型）。市场上，维生素D制剂的品牌也非常多。该如何选择呢？

选择药品，而不是保健品

孩子单靠食物和户外活动并不能获得足够的可满足自身需求的维生素A和维生素D，所以建议额外补充。既然要补，就不要遮遮掩掩地补。最好选择药品，药品生产工艺规范，含量有保证。最好不要选择保健品。

孩子出生后2周之内，建议选择只含有维生素D的制剂。孩子出生后2周以上，建议同时补充维生素A和维生素D。可选择维生素AD滴剂（胶囊型），其性价比高，更安全、更有效。

注意，适合儿童的剂型中维生素A和维生素D的合理比例为3：1。

有家长在一些药店买到的维生素AD软胶囊、维生素AD胶囊，每粒维生素A、维生素D含量比例为10：1。这是成人剂型，不适合儿童。

一定要注意成分表中维生素A和维生素D的比例。儿童剂型都会标明"适合1岁以内"或"适合1岁以上"。

不推荐鱼油产品

鱼油是鱼体内全部油类物质的统称，一般包括体油、肝油和脑油，主要用于补充DHA，而不是用于补充维生素A和维生素D。鱼油不能用来替代维生素A和维生素D补充制剂。

不推荐海淘产品

国外一般通过定期注射维生素A来预防维生素A缺乏，故国外的很多维生素D制剂往往只含有维生素D，基本不含有维生素A。另外，海外产品多为滴剂，使用时难以精确掌控用量。

针对亚洲人群的营养调查提示维生素A普遍缺乏或亚临床缺乏，故通常建议从出生后2周龄起同时补充维生素A和维生素D。建议首选维生素AD滴剂（胶囊型）。胶囊型为透明的滴丸剂型，每晚1粒即可。此种补充方式操作简单，安全性和有效性也能得到保证。

维生素D制剂的保存和服用方法

避光保存

由于维生素A和维生素D见光均容易分解，所以建议在避光、阴凉、干燥处保存。国外常见的滴剂在反复开合的过程中会增加见光分解的风险，而国内常见的胶囊型则不会有此种风险。并且，不透明的胶囊在保存上优于透明的胶囊。

傍晚或睡前服用

一般来讲，白天孩子通过户外活动，体内会自行合成一小部分维生素D，通过饮奶还会摄取一定的钙元素。而从身高促进的角度来说，夜间是比白天更重要的时间段，所以与身高促进相关的营养素（比如维生素AD制剂、钙剂等）在傍晚或睡前服用效果比较好。而且，不推荐与食物混在一起服用，单独服用更容易吸收。孩子实在服用困难，可考虑将维生素AD制剂挤出来掺入奶等食物中一起服用。如果同时补锌或补铁，则建议白天服用锌、铁制剂。

可与补钙制剂同时服用

如果孩子有指征需要同时补钙，可以留意一下所服用钙剂的成分表。也许，你会发现很多钙剂都含有少许维生素D。这就代表维生素D制剂（比如维生素AD制剂）与钙剂是可以一起服用的。

注意，由于钙剂中的维生素D含量很少，所以即使维生素AD制剂与钙剂一块服用也不会造成维生素D过量。

户外活动充足，还需不需要补充维生素D

人体通过晒太阳合成维生素D受空气能见度、日照时间、时间点选择、暴露于日光下的皮肤面积等多方面因素的影响，所以人体合成量很不稳定。同时，过多暴露于日光下还要警惕晒伤的风险。

维生素D制剂对于孩子的成长特别是身高发展十分重要。结合我国孩子容易缺乏维生素A的国情，特别推荐每晚服用1粒维生素AD滴剂（胶囊型）来补充维生素D和维生素A。

服用了维生素D制剂还需要补钙吗

我在门诊常见到这种情况，有家长天天给孩子补钙，却独独忘了补充维生素D制剂。用个不恰当的比喻，这叫作"丢了西瓜，捡了芝麻"。

维生素D制剂和钙剂是两种不同的制剂。维生素D制剂是促进钙吸收的，不能代替钙剂。维生素D制剂是根据相关指南每日应给孩子补充的基本维生素。我国的佝偻病防治建议没有推荐常规服用钙剂。骨密度有异常，才算有补钙指征。

关于补钙那些事儿，详见下节分解。

关键营养素补充——补钙

该不该补钙

根据2015年版《维生素D缺乏及维生素D缺乏性佝偻病防治建议》，0~18岁儿童要及时补充维生素D制剂以促进钙的吸收。那要不要补钙呢？"一般可不加服钙剂，但有低钙抽搐史或以淀粉为主食者补给适量的钙剂是必要的。"

低钙抽搐者万里挑一，现在不喝奶只吃主食的宝宝也很少见。

也就是说，对于大多数正常宝宝来说，只建议常规补充维生素D制剂，不建议常规补充钙剂。

当然，儿童在不断成长的过程中，持续需要钙质来构建长高的骨骼基础，在婴幼儿期和青春期两个生长高峰期，由于对钙质需求更大，因而容易缺钙。

含钙最为丰富的食物是奶制品，可在我国，很多孩子早餐都是吃稀饭或喝豆浆，而不是喝奶，因此容易缺钙。

既然钙这么重要，但是又不能随便补，怎么办呢？不用担心，现有技术已经可以直接检查机体有无缺钙。

缺不缺用事实来说话。缺就补，不缺就不补，就这么简单。

如何判断是否缺钙

门诊上，经常有家长问我：

"我家宝宝已经做了微量元素检测，不缺钙，还需要做骨密度检查吗？"

"我家宝宝已经查了静脉血，不缺钙，还需要做骨密度检查吗？"

......

其实，人体内几乎99%的钙储存于骨骼和牙釉质中，只有约1%的钙储存于各种软组织和体液（包括血液）中。

这意味着，通过验血并不能看出机体是否缺钙。

钙是骨矿物质中最主要的物质。只有骨密度检测才能直接探测骨矿含量。双能X线骨密度检查结果是公认的诊断骨质疏松（俗称"有无缺钙"）的金标准。

儿童成长过程中，需要持续、充足的钙储备。对于处于婴儿期和青春期两个生长高峰期的儿童，建议每半年做一次骨密度检查。对于处于发育平稳期的儿童，建议至少每年做一次骨密度检查。

双能X线吸收法是有潜在射线危害的，所以目前儿保机构一般采用超声法对儿童进行骨密度检查。超声波通过骨组织时可发生传播速度的变化和传播能量的衰减。超声骨密度仪通过定量测量沿骨骼传播的超声波传播速度，可反映骨矿含量的多少（有无缺钙）以及骨骼结构的完整性。

超声法无创、无辐射，是准妈妈都可以做的超声检查。

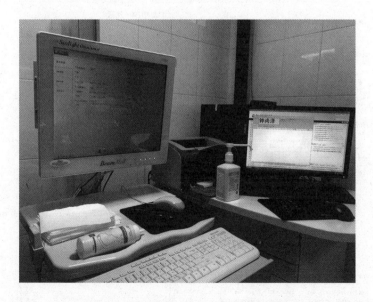

可用于检测骨密度的超声骨强度仪器

骨密度检查报告解析

下面是一份超声骨密度检查结果报告单。

市 妇 幼 保 健 院
儿童骨密度检测报告

测量结果报告

姓名	病人编号 ....
当前年龄 1y0m	性别 .... 女性
身高	出生日期 2013-11-2
体重	参考医生 ....
	主治医生 ....
	操作员 ....

测量部位 .... 胫骨中段 - 儿童

SOS值 .... 3231[米/秒(m/sec)]
超声速度

Z-值 .... -.3
标准差数值
与同年龄同性别人群之平均值比较

百分位数 63
该输入百分位数等级
与同年龄同性别人群比较

3 10 25 50 75 90 97

胫骨中段 - 儿童

● 以前测量值
● 本次测量值

（纵轴：超声速度[米/秒(m/sec)]，2800–4000；横轴：年龄[岁]，0–5）

比63%同龄同性别人群骨密度好，比同龄同性别人群骨密度平均值高0.3 个标准差
当前骨密度正常，骨密度是一个受饮食、锻炼、疾病等因素影响而不断变化的过程，建议定期进行骨密度测定！
注：本报告仅供医师参考

医生签名_____

设备系列号S/N. .... 29085438　　探头号S/N. CMC7493
系统软件版本号S/W. .... 2.4.2894　　本报告打印日期.........
参考数据库 .... Asian, 女性

报告单显示了被检查者的骨密度百分位数。骨密度的百分位数越大，直观地代表机体钙储备越充足。

对于尚未进入青春期的儿童，骨密度水平达到平均水平（百分位数为50）即可。而对于已经进入青春期的孩子，骨密度水平达到平均水平已不是理想状况，而是要略高于平均水平，达到理想水平（即百分位数≥70~80）。如果骨密度达不到上述水平，才算有补钙指征。

图中的五条曲线，最中间的那条曲线代表平均水平（相当于百分位数50）。直观来说，对于尚未进入青春期的儿童，如果测试值在中间那条曲线以下，即算有补钙指征。对于已经进入青春期的儿童，如果测试值低于从上往下数第2条曲线，即算有补钙指征。

如何补钙

缺什么补什么，缺钙补钙。

不同阶段对骨密度有不同的要求。骨密度水平达不到相应阶段的要求值才算有补钙指征。

任何钙补充剂，若只标注钙复合物的总量，而不标注钙元素的含量，都是不科学的。

根据《中国居民膳食营养素参考摄入量》（2013版），不同年龄儿童钙元素的推荐摄入量见下表。

表16　不同年龄儿童钙元素推荐摄入量对照表

年龄	钙元素推荐摄入量 （mg/日）	缺钙时临床钙元素补充量 （mg/日）
<1岁	200~250	150
1~5岁	600~800	300
≥5岁	800~1200	500

一般来讲，骨密度检查提示缺钙，临床推荐的补钙量为上述相应的钙推荐摄入量的1/3~1/2，其余通过摄入奶制品等含钙丰富的食物来补充。

所以，如果缺钙，按临床推荐补充量补钙即可。

补钙制剂该如何选择

市场上，常见补钙制剂非常多，可以根据孩子的偏好自行选择，但最好在医生指导下选择。

关键是要按钙元素临床补充量相应地选择钙元素含量充足的制剂补钙。

小于1岁的婴儿缺钙，每日需补充钙元素150mg，可以选用盖笛欣1袋，或迪巧颗粒半袋，或朗迪颗粒1/3袋，或凯思立D钙片1/3片等，建议睡前服用。如果1次服用不完，可分多次在两餐之间服用。每日保证摄入的总量即可，次数不限。

另外，有的钙剂中含有少许维生素D，这不会造成维生素D的过量补充。当然，维生素D含量较高的制剂，使用需慎重。

不同种类钙剂的钙含量和生物利用率见表17。

生物利用率代表了该制剂被机体吸收、利用的程度。通俗地讲，生物利用率越高，机体吸收越好。

表17　不同补钙制剂钙含量、吸收率及生物利用率对照表

名称	钙含量（%）	吸收率（%）	生物利用率（%）
碳酸钙	40	26.1	10.44
醋酸钙	25.3	32	7.26
柠檬酸钙	21.4	22.2	4.75
乳酸钙	13	32.0	4.16
葡萄糖酸钙	9.1	34.3	3.12

这么多补钙制剂产品，具体选择哪种呢？

依据上表，优先选择钙含量比例高、生物利用率高的钙剂。

被很多人推崇的乳钙，以及很多保健品中使用的柠檬酸钙，怎么样呢？上表中已经清晰标明。聪明如你，自会选择。

关键营养素补充——补锌

现如今，补锌的观念深入人心。各种补锌制剂成了家长眼中的"明星产品"。当孩子出现与生长发育相关的症状时，很多妈妈会自然而然地联想到——要不要为孩子补锌。

那么，到底要不要补锌呢?

哪些情况容易导致缺锌

4~6月龄以内的足月宝宝依靠母乳中的锌和身体中储存的锌足以满足生长需求。6月龄时，孩子体内锌的"库存"将消耗殆尽。刚进入进食辅食的阶段时，由于辅食含锌量少且吸收利用率低，故7~12月龄宝宝是锌缺乏的高危人群。近20年的相关研究提示，发展中国家的儿童普遍存在轻中度锌缺乏；而补锌有助于儿童生长发育，可减少腹泻和肺炎等感染性疾病的发生，甚至可降低儿童的死亡率。

动物性食物含锌较丰富，且易于吸收；植物性食物含锌量少且吸收利用率低。如果没有及时添加动物类辅食，或长期以素食为主，则容易缺锌。

某些慢性疾病可导致锌丢失过多，比如反复失血、外伤、烧伤等，以致锌缺乏。

长期慢性腹泻可影响锌的吸收，以致锌缺乏。

遗传缺陷或长期使用金属螯合剂可增加锌的排出，以致锌缺乏。

锌有哪些作用

锌是人体必需的微量元素，主要存在于人体的骨骼、头发和血液中。

锌的作用主要体现在以下几方面。

参与代谢

酶是人体内各种化学反应必备的催化物质，而锌是200多种人体代谢酶及辅助酶的重要组成物质，广泛地参与人体的各种代谢活动。

促进生长发育

锌可以调节细胞的分化和基因表达，因此锌与人体生长发育密切相关。缺锌可直接影响软骨生长。

维持细胞膜稳定

锌可以维持细胞膜的结构和功能，可减少毒素吸收和组织损伤。

维持味觉和食欲

缺锌时可出现味觉下降，食欲降低。

提高免疫功能

锌有助于保持免疫系统的完整性，缺锌可导致免疫功能低下。

能不能补锌

既然锌这么重要，那么能不能经常补锌呢？目前，我国尚无任何一项诊疗指南认为可以常规补锌。可见，补锌是有依据和原则的。

经验性补锌

当孩子出现疑似缺锌的症状时，比如食欲不振，偏食或异食（特别喜欢吃不是食物的其他东西，比如吃墙灰、啃指甲等），生长发育不良，身高、体重低于正常同龄儿，头发稀疏干黄，皮肤干燥、易脱皮，反复出现口腔溃疡，反复出现呼吸道感染，长期腹泻等，在暂时没有进行专业检测的情况下，可以先经验性补锌2～4周。

如果上述症状确实是由缺锌所致，则在补锌2～4周后会有所改善。经验性补锌最多只能补1个月。如何才能根本解决缺锌的问题？建议先通过静脉血微量元素检测来明确缺锌的情况，再规范补锌。

基于化验结果精确补锌

血清锌是临床常用的判断孩子是否缺锌的指标，反映的是孩子当下的锌营养状况。建议抽静脉血，检测血清锌。末梢血因为含有组织液，会影响检测结果的准确性，故不推荐检测末梢血。

测尿锌需要收集24小时之内的尿液，实际操作困难，现已少用。

测发锌受头发生长速度、环境污染、洗头方法及采集部位等多种因素影响，难以反映当下锌的营养变化，故结果不可靠。

所以，检测锌的营养状况，一定要选对标本。建议选择静脉血清，而不是末梢血、尿液或头发。

如果静脉血微量元素检测提示缺锌，则算是有按疗程补锌的指征。

如何补锌

保健不同于治病，各项数据达标即可，是为了锦上添花，给孩子创造好的生长条件。

这里所谓好的条件，是指营养素的储备在平均水平以上。

补锌指征

微量元素锌的测试值有参考值范围，平均值＝（参考值范围的低限＋参考值范围的高限）/2。一般来讲，孩子的锌测试值若达不到平均值，就算有补锌指征。

补锌疗程

根据距离平均值的差距，医生会为孩子制定补锌的疗程。补锌的疗程一般1～3个月不等，最长不超过4个月。待补锌疗程结束后，再通过静脉血查微量元素，以评估补锌效果和决定是否需要继续补锌。

如何补锌

婴幼儿、学龄儿童，每日可根据以下标准口服锌剂：（0.5mg～1.0 mg）/kg。此处，kg指体重，mg指锌元素的量。

有的孩子体重比较大，按上述标准计算出来的每日补锌量将会比较大。这种情况下，可以参照下述推荐量执行。注意，还有一部分要通过饮食补充。

初生至6个月：每日1.5mg；

6个月至1岁：每日8mg；

1～3岁：每日9mg；

4岁以上：每日12mg。

但是，无论如何，每日补锌量不要超过世界卫生组织（WHO）推荐的口服锌元素的可耐受最大摄入量——每日不超过23mg。

配合食补

蛋黄、瘦肉、鱼、动物内脏及坚果含锌较丰富，建议每日适当增加此类饮食。

补锌制剂的选择

我将常见的补锌制剂的锌元素含量及赖氨酸含量归纳总结如下，供大家参考。

表18　常见补锌制剂锌元素含量及赖氨酸含量对照表

常用补锌制剂	锌元素含量	赖氨酸含量
赖氨葡锌颗粒	5mg/袋	125mg/袋
甘草锌颗粒	3.6mg～4.35mg/袋	－
甘草锌胶囊	12.5mg/粒	－
葡萄糖酸锌口服溶液	5mg/支	－
葡萄糖酸钙锌口服溶液	4.3mg/支	100mg/支

说明：以上规格仅为参考。同一药物，不同品牌，规格可能不同。实际生活中每次使用任何药物前都需仔细核对说明书上的相关信息。最好遵医嘱使用。

很多家长可能听说过市场上的保健品黄金助长素，其主要成分其实是赖氨酸。赖氨酸是人体必需氨基酸之一，可以增进食欲，促进儿童生长发育，增强免疫力，缓解焦虑情绪，还能提高钙的吸收率及其在体内的积累，从而加速骨骼生长。

也就是说，赖氨酸与锌具有类似的协同强化作用。所以，我们在补锌的同时还要关注选用的补锌制剂是否同时含有赖氨酸，而且要关注赖氨酸的含量。人体对赖氨酸的需求量为每日30mg/kg，其中kg指的是体重。儿童每日对赖氨酸的需求量≥30mg/kg。孩子年龄越小，每千克体重每日对赖氨酸的需求量越多。婴儿每日对赖氨酸的需求量可高达60mg/kg～100mg/kg。

由此可见，补锌制剂优先推荐赖氨葡锌颗粒。

需要注意的是，如果孩子的体形正在横向发展，由于锌和赖氨酸都具有促进食欲的作用，则建议暂缓补锌。在孩子体重的增长速度得到有效控制的前提下，再尝试补锌。

如何为孩子选择奶制品

经常有家长问我，孩子吃什么才能长高？

可以这么说，奶几乎是最有利于长高的食物，因为奶含钙量十分丰富。

奶制品的选择大有讲究，孩子年龄、体形、营养状况不同，对奶制品的选择也应不同。

选择适合孩子的奶制品对孩子身高增长大有裨益。

孩子每日应喝多少奶

很多家长都知道婴幼儿要喝奶，但是已经上了小学甚至中学的孩子还需要喝奶吗？

每天早晨，你给孩子吃的是稀饭、面条，还是牛奶配点心呢？

西方人普遍人高马大，除了跟人种因素、遗传因素有关，还跟其喜欢喝奶的饮食习惯有关。

可促进身高发育的早餐必须保证有奶，此外可适当配一些淀粉类的小点心，如面包、蛋糕、馒头等。如果孩子吃得下，还可以再吃0.5～1个鸡蛋或些许水果（如香蕉、苹果等）。

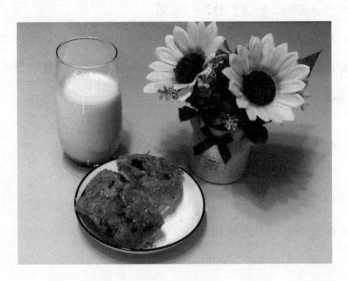

钙是构建骨骼的基本原料。身高的增长离不开钙的充足供给，而奶制品是含钙最丰富的食物。所以奶制品称得上是最有助于长高的食物。

那么，孩子每日应喝多少奶呢？

1岁以内的孩子的饮食应以奶为主。孩子6月龄之后开始吃辅食时，也建议每日至少摄入600mL奶。对于纯母乳喂养的宝宝，不必纠结每日的进奶量，只是在宝宝6~10月龄时每日提供2餐辅食、11~12月龄时每日提供3餐辅食，其余时间都给宝宝喝奶。同时，定期监测孩子生长发育的速度。

孩子1岁之后至青春期再至身高增长结束，建议每日摄入400mL~500mL奶，可分2~3顿摄入。

即使是成人，根据《中国居民膳食指南》，建议每日饮用300mL奶制品。不过，成人进食奶不是出于促进身高的目的，而是为了预防骨质疏松。

奶制品的选择

经常在电视广告里看到很大的孩子仍在用奶瓶喝奶，我作为儿保医师不得不吐槽几句。

第一，对于1岁以上的孩子，不推荐使用奶瓶，否则对乳牙的发育不利。孩子长期吸吮奶嘴有可能造成上颌突出（龅牙倾向）或下颌突出（俗称"地包天"）。

第二，对于奶粉要食用到几岁，国家相关权威指南没有明文规定，但是对于鲜奶制品可以引入的年龄有相关推荐。

综合国家相关权威指南的推荐：1岁以上的孩子可以尝试

鲜奶制品，包括鲜牛奶、酸奶、奶酪等；2岁以上的孩子可以完全通过鲜奶制品满足每日对奶的需求。

2岁以上的幼儿完全可以消化鲜奶制品。

鲜奶制品的优点是原生态、少处理、少添加，而且钙含量很高，每100mL含钙量可达120mg。

当然，如果孩子存在营养不良的情况，则建议在儿童保健医师的指导下优先选用高能量配方奶粉。

脂肪细胞中的芳香化酶可以将雄激素转化为雌激素，而较高的雌激素水平会加速骨骺闭合，导致骨龄提前，从而折损生长潜能，所以身高管理的要点是控制脂肪的摄入。

如果孩子存在超重、肥胖、骨龄提前等情况，则优先建议选择脱脂或低脂牛奶。当然，脱脂牛奶为最佳选择。

普通的纯牛奶或巴氏牛奶是全脂牛奶。所谓全脂，英文为 full cream milk 或 whole cow's milk。全脂牛奶就是没有经过减少脂肪处理工序的牛奶，保留了原生态牛奶中全部脂肪的牛奶，每100mL全脂牛奶含有约3.5g脂肪。

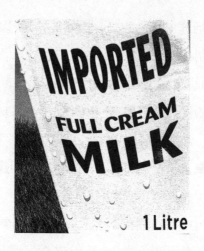

配料:生牛乳

营养成分表		
项目	每100ml	NRV%
能量	275kJ	3
蛋白质	3.0g	5
脂肪	3.5g	6
碳水化合物	5.0g	2
钠	50mg	3
钙	100mg	13
维生素A	15μgRE	2
维生素B2	0.12mg	9
磷	100mg	14

常见全脂牛奶成分表

而低脂牛奶，英文为partly skimmed milk，所含的脂肪约是普通牛奶的一半，即每100mL低脂牛奶含有约1g～1.5g脂肪。

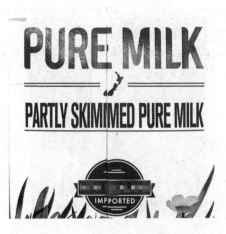

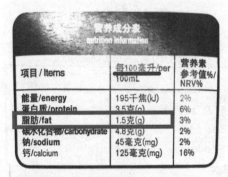

项目 / Items	每100毫升/per 100mL	营养素参考值%/NRV%
能量/energy	195千焦(kJ)	2%
蛋白质/protein	3.5克(g)	6%
脂肪/fat	1.5克(g)	3%
碳水化合物/carbohydrate	4.8克(g)	2%
钠/sodium	45毫克(mg)	2%
钙/calcium	125毫克(mg)	16%

脂肪含量:1.5%；非脂乳固体含量:>8.5%。
Fat content of milk:1.5%;
Milk-solids-nonfat content: >8.5%.

配料: 牛乳。
INGREDIENTS: Milk.

常见低脂牛奶成分表

　　脱脂牛奶，英文为skimmed milk或fat free milk，所含脂肪为0，即不含任何脂肪。

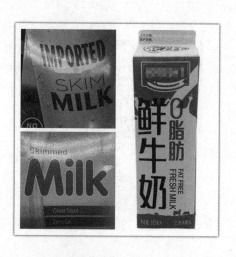

项目/ Items	每100毫升 / per 100mL	营养素参考值% / NRV%
能量 / energy	148 千焦(kJ)	2%
蛋白质 / protein	3.4 克(g)	6%
脂肪 / fat	0 克(g)	0%
碳水化合物 / carbohydrate	5.3 克(g)	2%
钠 / sodium	55 毫克(mg)	3%
钙 / calcium	120 毫克(mg)	15%

配料表: 生牛乳
贮存条件: 请置于阴凉干燥处; 未开封的牛奶在保质期内无需冷藏;

常见脱脂牛奶成分表

不同类型鲜奶制品的区别主要在于脂肪含量和能量密度, 具体如下表所示。

表19 不同类型鲜奶制品成分对比

能量密度	每100mL	能量（kJ）	能量（kcal）	脂肪（g）	蛋白质（g）	糖（g）
	普通酸奶	≥320	≥76	3~5	2.5~5	>5~10
	全脂牛奶	≈270	≈66	3~4	3~4	≈5
	低脂牛奶	≈190	≈45	≈1.5	3~4	≈5
	脱脂牛奶	≈150	≈35	0	3~4	≈5

说明：以上数据仅供参考；1kcal＝4.19kJ。

喝羊奶可以吗

未经加工的生鲜羊奶叶酸含量低，长期饮用可能导致巨幼细胞贫血，所以不推荐长期饮用鲜羊奶。

羊奶粉经过加工处理，添加了叶酸，避免了贫血风险，但是不符合2岁以上的孩子。应优先选择少处理、少添加的原生态食物。

所以还是优先推荐鲜牛奶制品。

怎样安排睡眠能促进身高增长

俗话说："睡得好，长得高。"睡眠的确会促进有助长高的生长激素的分泌。这是很多家长都明白的道理。

那么，所谓睡得好是指白天睡得好还是夜间睡得好，是指平均每日总的睡眠时长能得到保证还是每日在期望的时间点之前入睡呢？

本节我就聊聊怎样安排睡眠才能促进身高发育。

白天睡和晚上睡，哪个更重要

我们先来看一下生长激素在白天和夜间分泌的情况。

相关研究显示，一天之中，生长激素分泌的高峰在夜间，所以长高的关键是优先保证夜间睡眠。

有的孩子具有"高续航能力"——打盹一小会儿，精神一整天。这样的孩子平均一日的睡眠总时长本来就比其他孩子短。此种情况下，建议将孩子宝贵的睡眠时间尽量安排在夜间，优先保证其夜间睡眠时长，让其白天的睡眠为夜间的睡眠让步，因为白天生长激素分泌量很少。哪怕孩子白天不睡，只要夜间在期望的时间点之前入睡，也未尝不可。

研究表明，大约在23：00～24：00期间的深度睡眠中生长激素分泌最为旺盛，且一般在孩子深度睡眠2小时之后生长激素分泌才可达到高峰。

依此推算，孩子在21：00～22：00之前（最好是21：00之前）入睡最为合适，因为这才不会错过生长激素分泌的高峰。

研究表明，睡眠时间过短是导致肥胖的危险因素，每日睡眠时间≥10小时的儿童肥胖发生率为2.0%，每日睡眠时间为8～10小时的儿童肥胖发生率为5.0%，每日睡眠时间≤8小时的儿童肥胖发生率为10.0%。

可以说，保证充足的睡眠是预防体形过度横向发展、促进体形纵向增长的重要手段。

入睡时间点和睡眠总时长，哪个更重要

由于生长激素的分泌具有特定的时间特点，所以如果是出于身高管理的目的，入睡的时间点要比睡眠总时长更重要。

白天生长激素分泌很少，所以家长不用纠结孩子午觉睡了

多久。反而家长要注意，如果孩子午觉睡的时间太长，可能影响夜间的睡眠。孩子每晚21：00之前无法入睡，可能影响身高的增长。

这意味着不管孩子午觉几点开始睡，如果15：00～15：30仍在睡，则建议及时叫醒孩子，并让孩子吃完点心后去户外活动，晚上20：30及时让孩子进入卧室准备入睡。

注意，15：30～20：30之间的5个小时建议取消任何时长、任何形式的睡眠，这样孩子夜间才能有足够的困意，才会尽早入睡且能睡得安稳。如果孩子已经养成下午或傍晚睡眠的习惯，则建议在孩子到了固定的睡眠时间点时，让孩子睡几分钟，然后立马叫醒。因为不让孩子在已养成习惯的固定的时间点睡觉是很难的，而叫醒是比较容易的。

养育孩子的过程中，家长和孩子分工明确、各司其职十分重要。孩子睡觉的时间点由家长负责，所以该叫醒时得叫醒，该睡觉时把孩子带到房间让其按时上床睡觉。但上床之后何时入睡应交由孩子自己决定，家长尽量不要干预、哄睡。等孩子累了、困了，自然就睡着了。

对于个别在午间睡长觉，夜间21：00之前无法入睡的孩子，可以在孩子睡午觉时尽量提前叫醒孩子。有的孩子习惯白天不睡午觉，家长也不必太担心，保证孩子在夜间按时入睡即可。

关于睡眠需要注意的几个问题

避免抱睡，否则孩子易养成不良的睡眠习惯

小婴儿容易养成抱睡的不良习惯，个别孩子甚至会养成不被抱着就不睡的习惯。

其实，白天的睡眠是次要的，通过睡眠来养成良好的入睡习惯更为重要。哄睡的程序要尽量简单，待孩子困了将孩子放到自己的小床上，让孩子自己入睡即可。让孩子在白天养成良好的入睡习惯，省得晚上全家劳心劳力。

不建议在白天想方设法哄睡孩子。如果孩子白天不睡，那就不要睡了，这也十分有助于其在夜间20：00～21：00之间入睡。

注意，如果孩子白天不睡，又撑不到夜间正常的熄灯时间，傍晚就开始打盹儿，可以让孩子睡5分钟，之后及时叫醒。这样，孩子晚上睡觉前的5个小时（15：30～20：30）内

基本没有任何睡眠，才有足够的困意，夜间睡得将十分安稳。如果孩子已经形成下午或傍晚睡觉的习惯，则建议在孩子到固定的睡觉时间时，让其睡5分钟就立即叫醒。

避免睡前进食过多，否则影响生长激素分泌

生长激素在饥饿状态下最容易分泌。至少得保证在生长激素分泌高峰出现前，孩子的胃是排空状态。

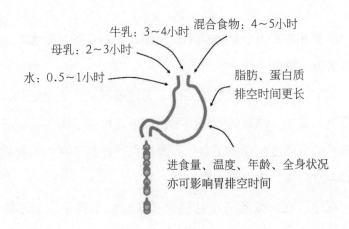

牛乳：3~4小时

混合食物：4~5小时

母乳：2~3小时

水：0.5~1小时

脂肪、蛋白质排空时间更长

进食量、温度、年龄、全身状况亦可影响胃排空时间

各种食物胃排空时间对比

很多孩子睡前会饮用奶制品。如上图所示，母乳的排空时间为2~3小时，牛奶为3~4小时。出于身高管理的目的，如果睡前一定要饮用奶制品，建议提前至20:00饮用。这样，孩子

20：30上床准备睡眠，若21：00之前睡着，至少有1小时的消化时间，可保证夜间生长激素的正常分泌。

对于已经上学的孩子，建议晚餐之后取消夜宵和睡前奶。一日500mL的奶可分为两顿进食完，比如早晨和下午，或是早晨和中午。

对于因为胃肠道不适，夜眠时辗转难安的孩子，可以在其夜睡前或其刚睡着时采用腹部按摩来促进其胃肠运化，改善其睡眠质量。

具体按摩手法参见下表。

表20　可促进婴幼儿胃肠运化及睡眠质量的按摩手法对照表

	顺时针	逆时针
便秘	300下	100下
腹泻	100下	300下
大便正常	200下	200下

避免白天睡眠时间过长，否则影响夜间睡眠

有的孩子习惯下午三四点睡觉，晚上当然不困，很难按时入睡。

针对这种情况，要注意避免把孩子长期"圈养"在家里。建议早晨就要带孩子去户外活动，这样孩子中午吃过午饭后若

累了，可以小睡。同时注意，下午3:30以后就不建议再让孩子睡觉了。如果晚上正式睡觉之前，孩子实在困得不行，可以让其打盹儿5分钟左右，然后立即将其叫醒。

孩子若睡午觉，建议让其早点醒来，为下午的运动留出时间。下午运动的效果优于上午，因为下午的运动可以促进夜间睡眠。而整个下午都在睡觉的宝宝，不仅剥夺了运动的时间，又不利于夜间睡眠，于身高管理更是无益。

避免用夜奶来补足一天的总奶量

有的孩子白天醒着时不愿意吃奶，晚上睡着时或者半夜迷迷糊糊时才肯吃奶，家长怕孩子营养不良，迟迟不肯断夜奶。

其实，用夜奶来补足每日总奶量，无异于丢了西瓜、捡了芝麻。母乳喂养的孩子往往很少发胖，因为孩子内在有调控体重的机制。

本来孩子内在有调控体重的机制，不会过胖或过瘦，但频繁的夜奶让孩子在迷迷糊糊中喝了过多的奶。这会让孩子错过夜间生长激素分泌的高峰，让其体形过度横向发展，不利于其纵向长高。我在门诊见到的肥胖或超重的孩子，大多都会频繁吃夜奶，其中很多孩子已经很大了还没有断掉夜奶。

　　有研究表明，每日平均睡眠时间过短是导致肥胖的危险因素。

　　其实，孩子一天24小时之内的总进奶量基本是恒定的。断掉夜奶后，孩子白天的进奶量自然就增加了。

适时断夜奶——尽早开始身高管理

俗话说："家家有个夜哭郎。"

如何断夜奶也是门诊上妈妈们问得最多的问题，比如：

"宝宝总是在固定的时间点醒来吃奶怎么办？"

"宝宝半夜不吃奶就不睡怎么办？"

"宝宝最近夜间频繁夜醒，每晚要醒7～8次，这怎么办？"

"宝宝半夜醒来后好像也不是真的要吃奶，吃两口就睡着了……"

"宝宝半夜不吃会不会饿啊？"

……

毫不夸张地说，孩子的睡眠好不好，直接影响家庭的"幸福指数"。

宝宝睡得好的家庭，母慈父祥，其乐融融。

宝宝睡不好、夜夜哭闹的家庭，全家人劳心劳力，一地鸡毛。

夜奶是每位妈妈甜蜜的负担，如何断？且看下文。

什么叫夜奶？为什么要断

我国权威的《婴幼儿喂养建议》明确指出"4月龄后夜间可不再哺乳"。

这意味着，在睡眠方面，孩子4月龄时已经跟大人一样，有昼夜作息节律，具备了夜间睡整觉的能力。就像大人半夜不用起来吃东西一样，4月龄的孩子已经完全可以通过白天和睡前进食摄入可满足生长发育的足够的营养。

由于生长激素分泌的高峰是在夜间而非白天，因此婴儿期身高管理的关键在于——适时断夜奶。

长久地喂夜奶很可能让孩子在夜间形成条件反射似的吃奶需求。就像大人白天到了餐点就会分泌消化酶一样，喜欢吃夜奶的孩子在半夜到了固定的时间点就会分泌消化酶，从而"饿"醒。长此以往，年龄越大，夜奶越难断，势必影响身高的增长。

断夜奶不是指断奶，也不是指睡前不喝奶。

断夜奶指的是半夜妈妈不喂孩子，直到凌晨5：00以后再喂。

注意，这里的奶包括母乳和奶粉。

只要夜间孩子吃奶，不管吃的是母乳还是奶粉，都叫吃夜奶。

夜间孩子在迷迷糊糊的状态中吃奶也算吃夜奶。此时，孩子已经不处于深度睡眠之中。这容易影响生长激素分泌。

帮助孩子养成良好的睡眠习惯

人在长期进化的过程中形成了昼夜作息的生物钟。

孩子在妈妈肚子里时几乎感知不到白天和黑夜，来到这个世界后需要3～4个月的时间才能形成睡眠规律。但这个规律并不是在孩子4月龄时突然形成的，而是在家长长期的引导和帮助下逐步形成的。

年龄越小的孩子，平均每日的睡眠时间越多，但总有觉醒的时候。如果任由孩子白天呼呼大睡，那么孩子势必在晚上一直处于觉醒甚至很精神的状态。

不是不让孩子白天睡觉，而是建议家长白天多带孩子去户外活动，就像大人白天要干活一样。这样孩子才会顺应大人的作息规律，达到"白天多活动，夜间睡得好"的理想状态。

有的孩子即使白天外出时仍呼呼大睡，但只要持之以恒，孩子自然会在户外活动时有更多机会睁开眼睛看这个新奇的世界。

我们的目标是让孩子半夜因"困"而睡，顺其自然断夜奶，而不是持续不断在半夜"饿"醒。

断夜奶的准备

让孩子从小睡自己的小床

从孩子出生后，就要给孩子准备一张小床，可以把孩子的小床放在大人床的旁边。

可以用宽松的睡袋

可以让孩子晚上睡觉时穿宽松的分腿睡袋，避免大人频繁给孩子盖被子而影响孩子的睡眠质量。

减法哄睡

哄睡时建议在孩子清醒时就将其放到小床上，而不是等其完全睡着再放到床上。

不要用过多的措施去哄睡，比如抱着摇晃等，这样可能会导致以后家长不抱不摇孩子就睡不着。

哄睡时，只要将孩子放到床上，关闭灯光，陪伴在旁即可，不要拍，不要抱，不要摇，让孩子在自己的床上自行入睡。

断夜奶的重要前提

午睡时间不要过长，取消下午小觉

3~4月龄的小婴儿，不管几点开始睡午觉，不管午觉睡了多长时间，最晚只能睡到15：00~15：30。之后，不建议再让孩子睡小觉。20：30按时关灯睡觉。

白天要有充足的活动量，尤其是下午

在孩子出生2周以后，就要多带孩子去户外活动。一日至少外出活动2小时，可以在早晨和下午各外出一次。

下午外出活动更合适，有助于长高，还有助于夜间睡眠。

从孩子出生后，家长就不应在夜间刻意叫醒孩子哺乳。白天活动充分的孩子，夜间睡眠时间会逐步延长，4月龄的孩子大多能睡整觉。

注意，上述前提缺一不可。如果有任何一点没有执行好，孩子的夜间睡眠都可能变成一场纠结的拉锯战。

夜间减少人为干扰，锻炼孩子自行续觉能力

若4月龄时孩子夜间仍会醒来，则需锻炼孩子虽然会醒但能自行再次入睡的能力。

　　夜间吃东西于孩子的睡眠而言是最强的干扰。孩子4月龄后，夜间能不喂尽量不喂，尽可能用简单的方式让孩子醒来之后再自行入睡。

　　夜间如果孩子醒来，不建议立马就喂，最好先行观察，实在不行再喂。

　　如果孩子醒来没哭，只是哼哼或隔一会儿哭一下，就不要哄。其实夜间醒来时，孩子也很困，有可能过一会儿就又睡着了。

　　如果孩子大哭不止，再进行安慰，最后实在不行再喂。

　　下面，我列举一些夜间可能对孩子造成干扰的哄睡行为。

表21　哄睡行为的推荐顺序及干扰强度对照表

推荐顺序	哄睡行为	干扰强度
	可在孩子旁边放孩子喜欢的安全的玩具或安慰毯	
	孩子醒来后大哭，先观察，不拍、不抱、不哄	
	孩子仍大哭，可以给安慰奶嘴或是将手搭在孩子身上	
	孩子仍大哭，可用手轻拍孩子	
	孩子仍大哭，抱一抱孩子	
	孩子仍大哭，抱着孩子摇一摇	
	孩子仍大哭，家长可说话或唱歌哄一哄孩子	
	实在不行，可用棉签蘸水滋润一下孩子的嘴唇	
	仍不行，可喂水、喂奶	

一般在孩子3月龄时，要做好断夜奶的准备。很多孩子在6月龄时可成功断夜奶。

孩子越小，尤其在还没有对奶形成情感依赖前，断夜奶越容易。

孩子越大，越容易对夜间固定的餐点形成强烈的情感依赖，越不容易断夜奶。

注意，夜间孩子可能会翻动身体、会有哭声、会有吸吮的动作，只要没醒则不予干预。

分时间段断夜奶

夜奶的严格定义是23：00至凌晨5：00的奶。断夜奶的终极目标是让孩子21：00之前入睡，一直睡至凌晨5：00以后。

对于夜醒频繁、断夜奶困难的孩子，至少要减少夜间喂奶次数，可先把23：00至凌晨5：00的后半夜的奶断掉；23：00可以喂一顿；接着慢慢把21：00至23：00的前半夜的奶断掉。

睡觉这件事，父母和孩子要各司其职

养育孩子的过程中，家长和孩子分工明确、各司其职十分重要。

家长决定睡觉时间点

睡觉的时间点由家长掌控，所以该叫醒孩子时得叫醒，该睡觉时就带孩子去卧室睡觉。

孩子决定何时入睡

孩子上床之后，何时入睡交由孩子自己决定，家长尽量不要干预、哄睡。孩子累了、困了，自然就睡着了。

及时叫醒，阻断恶性循环

有的孩子习惯夜间晚睡，以致第二天早晨九十点才起床，中午的午觉又要晚睡晚起。

阻断此种恶性循环的关键在于掌控好以下4个时间点，该干预时建议及时干预。

一、早晨一般建议8∶00之前叫醒孩子，并于8∶00之前安排早餐。

二、晨起之后，若孩子要打盹儿，时间应控制在半小时之内。

三、午餐后可以午睡，不管几点开始睡，最晚应于15∶30叫醒孩子。

四、15∶30～20∶30之间如果孩子要打盹儿，建议5分钟之内叫醒孩子。

必要时可寻求专业帮助

若家长已经采取上述措施，但孩子仍然频频夜醒，且容易哭闹，同时伴随惊跳、汗多、枕秃等症状，则需注意是否缺钙，可到儿童保健科行超声骨密度检查。

若孩子超声骨密度检查结果正常，却仍然睡不好，建议到儿童保健门诊寻求帮助。

规律作息，助力长高：儿童一日时间安排实操指南

规律作息有讲究

我们人类是有作息规律的动物，比如饮食、运动、睡眠都有着相对固定的时间点。

这个规律一般是在出生后3~4月龄时形成的。

虽然新生宝宝无非就是吃了睡、睡了吃，但是毕竟来到了这个世界，跟喂养者（主要是妈妈）生活一段时间后，3~4月龄时将形成初步的生活规律。

我的另一层意思是，花了3~4个月的时间，喂养者也基本熟悉孩子的"脾性"了，可摸索出适合自己孩子的作息规律。

孩子一旦形成作息规律，就好比走上了平稳发展的轨道，当然有助于长高和预防疾病。

有的孩子吃饭、睡觉没规律，晚睡晚起，吃饭也不定时，长久下去势必影响身高和营养状况。家长很是头疼。怎么办？

在这一小节，我将详细讲解适合不同年龄段孩子的作息规律。这些内容都是我根据临床经验积累而成，特别详尽，且易于操作。家长可以直接参照执行，帮助孩子早日形成作息规律。

注意，下文所讲宝宝的年龄是按照公历生日计算的。对于2岁以内的早产宝宝，可以按照预产期计算，以纠正月龄。

婴儿期：4～6月龄一日作息实操指南

孩子3～4月龄后，家长应该已经逐步摸索出适合孩子的喂养规律。一般每3小时左右可定一个餐点，睡眠和锻炼活动可相应地穿插其中，以便形成规律。

具体可参照下表。

表22　4～6月龄宝宝一日作息安排举例

餐点1	锻炼	餐点2	睡眠	锻炼	餐点3	睡眠	餐点4	锻炼	餐点5	餐点6	睡眠
6:00。可相对灵活，但不应晚于8:00。食物主要是奶。如果宝宝8:00还在睡，建议叫醒	户外或室内活动	9:00。从此餐点开始，时间可相对固定。食物主要是奶	餐后可打盹儿，但应控制在30分钟内；也可不打盹儿	户外活动	12:00。食物主要是奶	午睡，最晚应在15:00～15:30叫醒	15:00或15:30。食物主要是奶	户外活动	18:00。食物主要是奶	20:00（人工）或20:30（母乳）。食物主要是奶	20:30熄灯。争取21:00之前入睡

说明："人工"指的是混合喂养或纯人工喂养。

　　注意：餐点4、餐点6建议严格按照上表时间点执行，有助于促进夜间睡眠和身高增长。餐点2、餐点3、餐点5可以参照上表列举的时间点执行，或是根据孩子的实际情况执行，提前半小时或延后半小时安排亦可。

　　这些时间节点一旦定下来，则要严格执行。至少执行2周，若需调整再根据实际情况调整。此原则对所有年龄段的孩子通用。

　　"每3小时左右可安排一个餐点"中的"3小时左右"有两

层意思。

针对纯母乳喂养的宝宝，如果母乳不足，那么"3小时左右"指的是白天2～3小时安排一个餐点。

如果孩子某一顿吃空了两侧乳房但不到2小时就饿了，这间接提示这一顿没吃饱、母乳不够。此种情况下，妈妈在两边乳房都被吃空之后应为孩子加一次奶粉，让孩子吃饱。

如何判断母乳是否充足？

孩子吃空两侧乳房能够撑2小时以上，说明母乳充足。

如果孩子吃空两侧乳房了，但是撑不到2小时就哭了，我们要先找一找其他原因，比如：

是不是尿布没换？

是不是温度不适宜？

是不是孩子肚子不舒服？

……

将这些原因一一排除之后，家长可以将食指（要洗干净）放到孩子嘴边试一试。如果孩子很积极地想要吸吮，代表孩子真的饿了。这也间接提示母乳不足。

针对混合喂养或人工喂养的宝宝，可以早一点儿形成喂养规律，那么"3小时左右"指的是白天3～4小时安排一个餐点。孩子出生后不久，就可逐步按此方法喂养孩子。

不知道你有没有发现，上表并没有列举夜间的喂养时间点。根据我国权威的《婴幼儿喂养建议》，孩子4月龄后不推荐夜间哺乳。也就是说，夜奶终究是要被取消的。

婴儿期：6月龄～1岁一日作息实操指南

6月龄的宝宝已经开始吃辅食，同时大多已经断了夜奶。

至于提供辅食的时间点，刚开始可以选妈妈上班不在家的时间（如下表的餐点2和餐点4），以后再逐步调整至中餐、晚餐（与大人同步）。全职妈妈最好一开始就在中餐、晚餐（如下表的餐点3和餐点5）时为孩子提供辅食。

在孩子6～10月龄期间，建议每日只为其提供2顿辅食。具体作息安排可参考下表。

表23　6~10月龄宝宝一日作息安排举例

餐点1	锻炼	餐点2	睡眠	锻炼	餐点3	睡眠	餐点4	锻炼	餐点5	餐点6	睡眠
6:00。可相对灵活，但不应晚于8:00。如果宝宝8:00还在睡，建议叫醒。食物选择以奶为主	户外或室内活动	9:00。从此餐点开始，时间可相对固定。11月龄后，该餐点可安排辅食。食物选择以奶为主	餐后可打盹儿，但应控制在30分钟内；也可不打盹儿	户外活动	12:00。辅食	可午睡，最晚于15:00~15:30叫醒	15:00或15:30。食物选择以奶为主	户外活动	18:00。辅食	20:00（人工）或20:30（母乳）。食物选择以奶为主	20:30熄灯。争取21:00之前入睡

说明："人工"指的是混合喂养或纯人工喂养。

添加辅食之后，孩子的食物仍要以奶为主，每日进奶量应达到700mL~800mL。纯母乳喂养的宝宝，在11月龄之前，每日只吃2顿母乳即可。如果孩子每日进奶量达不到600mL，建议每日暂时只吃1顿辅食，优先保证进奶量。

孩子11月龄时，每日可以吃3顿辅食，具体可参考下表。

表24 11月龄~1岁宝宝一日作息安排举例

餐点1	锻炼	餐点2	睡眠	锻炼	餐点3	睡眠	餐点4	锻炼	餐点5	餐点6	睡眠
6:00。可相对灵活，但不应晚于8:00。如果宝宝8:00还在睡，建议叫醒。食物以奶为最佳	户外或室内活动	9:00。从此餐点开始，时间可相对固定。应添加辅食	餐后可打盹儿，但应控制在30分钟内；也可不打盹儿	户外活动	12:00。添加辅食	可午睡，最晚于15:00~15:30叫醒	15:00或15:30。食物以奶为最佳	户外活动	18:00。添加辅食	20:00（人工）或20:30（母乳）。食物以奶为最佳	20:30熄灯。争取21:00之前入睡

说明："人工"指的是混合喂养或纯人工喂养。

如果此时仍没有断夜奶，则参照之前章节的内容执行。

幼儿期：1~6岁幼儿一日作息实操指南

对于1~6岁的幼儿，每日作息安排可参考下表。

表25　1～6岁幼儿一日作息安排举例

餐点1	锻炼	餐点2	睡眠	锻炼	餐点3	睡眠	餐点4	锻炼	餐点5	餐点6	睡眠
7:30。可相对灵活，但不应晚于8:00。以奶为主，可加或不加点心。如果宝宝8:00还在睡，建议叫醒	户外或室内活动	9:30。可安排点心、水果	餐后可打盹儿，但应控制在30分钟内；也可不打盹儿	户外活动	12:00。正餐。可有餐后水果	可午睡，最晚于15:00～15:30叫醒	15:00～15:30。以奶为主，可加点心和水果	户外活动，下肢运动为主	17:30。正餐，可有餐后水果	20:00。以奶为主	20:30熄灯。争取21:00之前入睡

孩子1岁之后，其主要的营养来源于中餐、晚餐。所以这时孩子的食物不再叫辅食，而升级改称正餐了。孩子可以吃稠粥、烂面条等，奶将慢慢变成辅助食物。

出于促进身高的目的，孩子每日进奶量仍应达到500mL。奶制品的选择根据年龄和体形有所不同，可参照本书之前的内容。

幼儿园的膳食安排一般不会天天有奶。所以，不管孩子有没有上幼儿园，其每日500mL的进奶量都应由家长安排好，可以分2～3顿完成。优先保证早晚两顿奶（餐点1、餐点6），餐点4可视孩子情况灵活安排。

另外，应注意如下几点：

1.餐点1（即早餐）必须是奶，可以搭配一些小点心（如小面包、小馒头等）。如果孩子还吃得下，可再加一个鸡蛋或些许水果。

2.餐点6务必在就寝前1小时以上安排。这也意味着餐点5得在18：30之前完成，否则餐点6安排不下。

注意，避免孩子晚上喝完奶立马睡觉，否则可能影响夜间睡眠质量和生长激素分泌。已经开始进行如厕训练的孩子（≥18月龄），睡前应排便、刷牙。

如果上述要点都做到了，孩子仍然睡不好，可以在入睡准备阶段或孩子刚睡着时为其做腹部按摩。具体按摩方式可参见前面的内容。

3.餐点4的时间安排针对的是还没有上幼儿园的孩子，是午觉刚睡醒的15：00或15：30，不能晚于15：30。如果15：30孩子仍在睡，则建议叫醒，否则可能影响夜间睡眠。

针对已经上幼儿园的孩子，餐点4可安排在放学前，由幼儿园提供。如果孩子每日的进奶量不足500mL，家长可以在孩子刚放学的16：00或16：30安排餐点4，最好只提供奶。

4.如果孩子每日早晚2顿能够摄入500mL奶，则餐点4可只提供点心和水果。如果孩子每日早晚2顿不能摄入500mL奶，则餐点4可以只提供奶。这样，一天要给孩子提供3顿奶（餐点1、餐点4、餐点6）。

最后，我们还要记住两点。

一是吃多少由孩子自己决定。比如，如果孩子每日进食3顿奶仍然进食不了500mL奶，则最多也只能提供3顿奶。

二是1岁后的奶只是辅助。对于爱喝奶、奶瘾重的孩子，其每日进奶量超过500mL也没关系。我们只需要控制顿数，每日最多提供3顿奶。

学龄期：7～18岁孩子一日作息实操指南

对于7～18岁的孩子，可参考如下作息时间表。

表26　7～18岁孩子一日作息安排举例

餐点1	课间休息	餐点2	餐点3	睡眠	餐点4	锻炼	餐点5	锻炼	餐点6	睡眠
7:00。以奶为主，可加点心。如孩子还吃得下，可加鸡蛋	户外或室内活动	取消	12:30。正餐，可有餐后水果	午睡	16:00。以奶为主	户外活动，以下肢运动为主	17:30。正餐，可有餐后水果	备选。可餐后散步或等晚餐消化后锻炼	20:30。备选。若当日进奶量已超500mL，该餐点可取消	20:30熄灯。争取21:00之前入睡

相较于学龄前的孩子，这个阶段的孩子可取消餐点2和餐点6。

出于促进身高的目的，每日进奶量最好能达到500mL，优先建议在早餐和下午刚放学时进食完成，即在餐点1和餐点4完成。晚餐之后，不推荐进食除了白开水之外的其他食物。当日进奶量不够500mL的孩子，可考虑就寝前1小时以上进食第3顿奶，但是喝多少仍应由孩子决定。

安排孩子的作息时间，四大原则要牢记

学习了这么多干货之后，家长还需要注意以下四大身高管理原则。

原则一：严格保证户外活动量

每日至少进行户外活动2小时，上午和下午至少各带孩子出去活动一次。

原则二：依葫芦画瓢，制订方案

可结合孩子目前的作息习惯，依据上文推荐的时间安排，拟订一个可执行的计划。当然，餐点4、餐点6建议严格按照列举的规划执行，有助于促进夜间睡眠和身高增长。

原则三：灵活变通，严格执行

早餐（餐点1）可根据孩子起床时间灵活调整，但是再晚也不能晚于8：00。餐点2、餐点3、餐点5可根据孩子的实际情况，提前半小时或延后半小时。一旦安排好这些时间点，就要严格执行。

原则四：定好方案后，至少坚持执行2周

一旦拟订好计划，先耐心执行至少2周再言调整。如果一不适应就频繁调整，永远也无法形成规律。

控制长高的时间成本

科学延缓骨龄

青春期发育的征象和规律

进入青春期的年龄

正常情况下，一般女孩子约10岁（9～11岁）、男孩约12岁（11～13岁）开始发育，进入青春期。青春期属于身高增长最后的冲刺阶段，女孩青春期约增长25cm，男孩青春期约增长28cm。青春期刚开始的头1年是身高增长最快的时期，约增长上述增长值的一半，即12cm～14cm。

女孩一般在12.5～13岁出现月经初潮。男孩平均在14～15岁出现首次遗精。若女孩已经出现月经初潮、男孩已经开始遗精或变声，提示身高增长已经过了最快的时期，而进入减速期。女孩骨龄大于14岁、男孩骨龄大于16岁，提示身高增长进入最后1cm～2cm的收尾阶段。

青春期发育征象，男女有异

孩子的生殖系统在青春期之前基本处于休眠状态，进入青春期才开始突然启动。

女孩的青春期

对于女孩来说，最早出现的发育征象常常是乳房增大。

有的女孩会有感觉，会跟家长说胸部痛；有的女孩则完全没有感觉。

比较瘦的女孩开始发育时，家长会发现孩子的胸部慢慢膨起来了。偏瘦的女孩怀疑早发育求诊时，生长发育专科医生通过查体，可以摸到像硬币一样大的乳房硬核，再结合其他情况，可确诊或排除性早熟。

比较胖的女孩发育时，家长会发现孩子的胸部比之前更加隆起了。偏胖的女孩怀疑早发育求诊时，生长发育专科医生光靠查体不一定能确定是否有性早熟的情况，往往需要乳腺超声协助判断。

女孩一般发育一年左右开始长出阴毛、腋毛，最后出现月经初潮。

孩子如果不是按照上述正常的顺序发育，要排除因误服含有相关激素的药品或摄入某些食物导致的假性发育的情况。

很多家长认为女孩出现月经初潮才开始发育。其实，月经初潮的出现意味着青春发育期身高增长最快的头1年已过去了，身高增长将进入减速期。月经初潮后1年，往往骨骺只剩下一条缝，身高增长已进入最后1cm～2cm的收尾阶段。

男孩的青春期

男孩青春期发育的征象往往比较隐匿，需格外重视，初期具体表现为睾丸突然增大、阴茎变长增粗，发育1年左右开始长出阴毛、腋毛、胡须、喉结，接着是变声、遗精。

男孩的阴囊里面有一个椭圆形的球体，叫睾丸。正常情况下，男孩的睾丸并不是每年增大一点点，而是在青春发育期之前一直处于休眠的状态，相当于花生米那么大，也就是我们食指的指头（食指第一指节）那么大。到了青春发育期，男孩的睾丸会突然增大至胡豆那么大，也就是我们大拇指的指头（大拇指第一指节）那么大，这提示男孩开始发育了。

由于很多大男孩都是自己洗澡的，家长常常不能及时发现孩子睾丸增大的情况。等到孩子长出喉结、开始变声了，家长才发现孩子已经开始发育了，而这意味着孩子青春发育期身高增长最快的头1年已经过去了。

如果家长无法确定男孩是否已经开始发育，可通过正常体检定期监测孩子的生长发育情况。一般来讲，儿童生长发育医生是利用睾丸的模具来比对睾丸容量，从而判断孩子是否已经发育。

如下图所示的睾丸模具，是由从小到大的椭圆形珠子串成的。每个珠子上都标有容积。前面3个颜色较深的珠子容积分别为1mL、2mL、3mL，代表没有发育。4号珠子的容积为4mL。此后珠子依次增大，最大的珠子容积为25mL。4号珠子之后的珠子均代表开始发育甚至成熟。由此可见，睾丸容积增大至≥4mL提示开始发育。

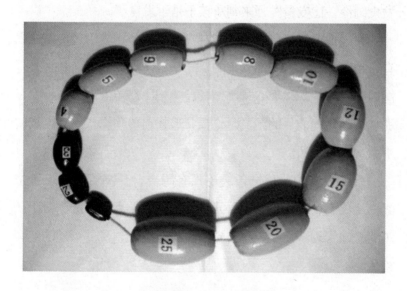

临床用睾丸测量模具

尽早识别发育征象，及时评估骨龄

孩子是否有发育的征象，家长要多留心，目的是把握住青春期身高增长最快的头1年。女孩出现月经初潮或男孩已经变声，意味着身高增长将进入减速阶段，已经过了快速增长期。

孩子一旦出现发育征象，就应带孩子到医院做生长评估甚至拍骨龄，预测孩子的身高增长趋势与父母遗传给孩子的潜能是否相符，以及是有可能超常发挥还是会有所折损。

如果家长对于孩子发育征象的判断没有把握，但是发现孩子胃口突然特别好、身高有明显变化等，应带孩子到儿童生长发育门诊，让专科医师来判断孩子是否发育了。

如果根据骨龄判断孩子的身高增长趋势相较于遗传潜能已有超常发挥，那么身高管理的目的是维持现有成果，并且最好能锦上添花；如果现有身高增长趋势相比遗传潜能有所折损，那么身高管理的目的是及时止损，追赶遗传平均水平，再进一步做身高的加法。

只要骨骺的最后一条缝还没有闭合，身高管理就还有空间。建议家长定期带孩子到儿童保健门诊做生长监测。对于孩子的身高管理，一定要早点重视。越早重视，身高管理的空间越大。

一定要提防骨龄提前

骨龄反映的是生理成熟的实际年龄

讲到身高管理，不得不提骨龄。

骨龄是按骨骼发育测定的年龄，也可以说是身高实际生长的年龄。

一般而言，女孩长到17岁、男孩长到18岁，身高增长将停止。女孩在骨龄14岁时、男孩在骨龄16岁时，身高基本达到成年身高的99%。这意味着在接下来的时间里，孩子只剩下1cm～2cm的生长空间。

骨龄一般是通过拍左手正位片来检测。拍摄时左手掌心朝下，拍左手全部手指和手腕。

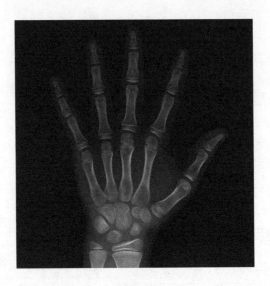

骨龄片

根据骨龄可以预测孩子以后身高增长的趋势。拍了骨龄，可以知道孩子实际的生长轨迹。骨龄落后的孩子，往往属于俗称的"晚长型"，而早发育的孩子，往往骨龄提前，属于俗称的"早长型"。

可见，预防骨龄提前，延缓骨龄的增长，无疑可为身高增长争取更多时间，也相当于控制好了身高增长的时间成本，对于身高增长十分有益。

当然，骨龄对于生长趋势的预测不是一成不变的。一旦开始拍骨龄，建议每半年复查骨龄，以便于动态预测，观察预测趋势是往好的方向改善还是较前更有折损。骨龄管理结果的好坏与身高管理的措施执行得到不到位密切相关。若往好的方向改善，代表身高管理措施初见成效，建议继续执行管理方案，巩固成果；若较前更有折损，则代表需要调整现有的方案。

骨龄提前怎么办

我在门诊经常见到这样的情况：孩子发育了，经拍骨龄发现骨龄提前，预测身高将受折损。家长很是着急，不知如何是好。

众所周知，时间不会倒退，所以骨龄和实际年龄都不会减少。随着时间的推移，骨龄和实际年龄肯定只会增长。所以身高管理的目标只能是延缓骨龄增长的速度，让骨龄长得慢点儿，等一等实际年龄。

如果骨龄提前明显导致预测身高受损，可以通过药物控制骨龄。比如，过早发育可以通过打针治疗，未达到打针标准的孩子可以通过口服中成药来控制发育。

如果家长对于药物治疗尚犹疑不决，或是孩子虽然没有早发育，但希望他晚一点儿发育，以为身高增长多争取一些时间，那么有没有易操作的可控制骨龄增长甚至能预防骨龄提前的方法呢？

民以食为天。有家长经常在门诊问："我的孩子该吃什么来促进身高？"下面，我将重点介绍一些可以延缓骨龄增长的饮食方法。

通过调节饮食来延缓骨龄

我们之前讲过，理想状态下，容易长高的体形是身高的等级高于体重一个等级，即瘦长形的体形更有助于身高增长；而且要保证身高增长的速度高于体重增长的速度，即应以纵向长高为主。身高的增长只有十几年，而体重增长有的是时间。孩子2岁以后优先考虑身高增长，而体重只要正常达标即可。

为什么呢？

体重只要达标即可为身高的增长提供足够的体重条件，而体重相较于与身高相匹配的匀称体重增加的部分，有促进骨龄提前的风险。因为过多增加的体重多为脂肪，脂肪中有很多芳香化酶。芳香化酶能把雄激素转化为雌激素，雌激素是骨骼成熟和骨骺闭合的主要激素。较高的雌激素水平会加速骨骺闭合，导致骨龄提前，从而折损生长潜能。可见，体重增加过快，会导致骨龄提前，从而折损生长潜能。

临床发现，孩子的体重急速增加到30kg以上后，提早发育的可能性会大大增加。2020年疫情期间，我所在的儿童保健生长发育门诊接诊量明显上升，发生性早熟的孩子较往年同期明显增多。很多孩子居家期间吃得好，锻炼少，体重长得快，因而提前发育了。

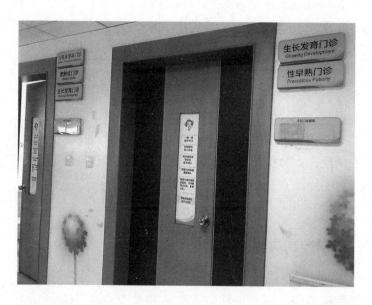

　　通过调整饮食来预防骨龄提前并延缓骨龄增长的关键在于——控制体重、控制体重、控制体重！重要的事说三遍。我们当然希望孩子在没有长到30kg之前，身高能尽可能地增长；我们肯定不希望孩子很快长到30kg，甚至因此过早地发育。

如何通过调节饮食来延缓骨龄

如果孩子的体重等级高于身高等级，或已经存在骨龄提前的情况，则建议每日吃一个鸡蛋，控制肉制品的摄入，保证500mL的进奶量（优先选择脱脂或低脂牛奶）。

科学控制肉类的摄入

控制肉类的摄入可延缓骨龄。举个好理解的例子，自然界的普适规律是植食动物往往个头大，比如大象、长颈鹿、植食恐龙等，而肉食动物的个头往往比较小。这是因为以肉食为主的饮食结构为催熟骨龄创造了有利条件，而以植食为主的饮食结构为延缓骨龄创造了有利条件。

控制肉制品的摄入量，可按照膳食指南常规推荐量的低限来。如果骨龄提前明显，每日肉类摄入量要控制在50g以内（一两即可，大概相当于成年女性的1/4巴掌那么大）。

家畜、家禽的生长周期（即养殖周期）也间接揭示了动物性成熟的早与晚。如果想要推迟骨龄、预防性早熟，建议多食用养殖周期长的动物的肉类。

大型动物养殖周期较长，性成熟相对较晚，故建议优先选择大型动物肉类，如牛肉、猪肉、羊肉等。为了预防贫血，1周可进食1～2次猪肝或猪血。

尽量不吃用饲料养殖、生长周期短的动物的肉，如鸡肉、鸭肉、鸽子肉、鹌鹑肉等。尤其是鸽子，具有补肾的作用，过度补肾有导致性早熟的风险。

自家养的鸡、鸭的肉，野生鱼类，偶尔可以吃。

保证每日进奶量

孩子1岁之后至青春期身高增长结束，出于促进身高的目的，务必让孩子每日饮用400mL～500mL奶，可分2～3顿完成。奶是对长高最有益的食物。建议优先选择液态牛奶，因为液态牛奶含钙比较丰富。奶粉经过了加工的过程，容易损失钙质。孩子若存在营养不良的状况，应在医师的建议下短期内有针对性地选择高能量密度配方奶粉，先坚持使用3个月，之后再根据身高和体重的发展情况进行调整。

如果孩子存在骨龄提前、超重、肥胖等情况，则建议优先选择脱脂或低脂液态牛奶，尤其应选择脱脂牛奶。

脱脂液态牛奶指的是去除了脂肪的液体牛奶。与发育相关的激素一般是脂溶性激素，是储藏在脂肪里面的。脱脂牛奶去除了脂肪，也就去除了这一隐患。并且，脱脂牛奶中可促进身高增长的钙质可全部保留。所以，在孩子不存在营养不良的情况下，脱脂牛奶是促进身高的首选牛奶种类。超重、肥胖、骨龄提前的孩子更应选择脱脂牛奶。

调整饮食，控制体重

为了避免骨龄提前，建议将每年的体重增长控制在2kg以内。孩子若存在营养不良，则应在医生的指导下短期内用强化营养的方式将体重追赶至正常水平，而且追赶体重的过程也要注意保证身高增长的速度快于体重增长的速度。一旦孩子体重达标以后，还是要将体重增长的速度控制在2kg/年以内。

若孩子体重增长过快，则需注意以下3个方面的问题。

一日三餐这样安排

很多人都有这样的体会，越晚进食的食物越难消化，越容易变为脂肪囤积起来。

为了满足生存需求，我们每日需要进食一定量的食物。但是，吃同样多的食物，"早餐省略、中午随便、晚餐丰盛"的人往往更容易发胖。

若孩子的一日三餐能合理分配进食量，则不会造成体重增加过快，从而利于延缓骨龄。

早餐要吃好。可以牛奶配点心，再加一个鸡蛋或些许水果。

中餐承上启下正常吃。每日50g的肉制品尽量安排在中午。可将大块的肉拍扁一点儿，弄得蓬松一点儿，切得碎一点儿，并让其均匀地分布在餐食里面。也即，要让孩子看到肉，但是其实际进食的量并不多。千万不要将肉做成肉块或肉排，这样孩子一两口就把一天的配额吃完了。

晚餐要吃得清淡点。晚餐主食（比如米饭、面食等）的进食量最好为中餐主食进食量的一半，且要少放油。比如，只能吃1/3碗米饭，吃一点儿肉制品，但是可以吃一大碗（500g）蔬菜、水果。一听蔬菜，有的孩子头就大。现代社会提倡"轻食"的概念。蔬菜不仅指绿叶菜，也包括彩椒、莴苣、胡萝卜、南瓜、冬瓜、丝瓜、花椰菜等。可适当增加一点儿此前不怎么添加的水果，比如芭乐、火龙果、圣女果等。将孩子的饮食搭配得花花绿绿的，孩子比较能接受。注意，有的蔬菜可以生吃，有的蔬菜要用开水烫一烫。吃蔬菜时，可拌一点儿果醋，千万不要放沙拉酱（因为沙拉酱基本等同于油脂）。

可见，控制体重不是让孩子饿着不吃，而是多吃蔬菜和水果，特别是晚餐。蔬菜和水果的能量密度很低，对体重的贡献很小，但是纤维素含量多，更容易让孩子产生饱腹感。

取消夜宵

为了保证进奶量，同时避免体重增加的风险，建议把睡前饮用的牛奶提前至下午加餐的时间或下午放学后。晚餐之后，不建议进食除了白开水之外的任何食物。

限制油脂类的摄入

这符合目前提倡的"轻食"的概念。比如，蔬菜只需用开水烫一烫即可食用，不一定要用油炒。

定期监测，以结果为导向

若孩子的体重等级高于身高等级，或当下的体重增长速度快于身高增长速度（即体形过度横向发展），则建议先定一个小目标，每日上午空腹测量体重，确保当下的体重3个月内保持不变，甚至有所降低。这期间应加强锻炼，把过多囤积的体重都转变成身高。等身材比例相对匀称甚至拥有有利于纵向长高的体形之后，再让身高和体重按照正常的速度增加。

我在门诊经常听到家长抱怨："我们家小朋友已经吃得很少啦！""我们已经在控制饮食了。"等等。结果，孩子还是超重。如何判断孩子吃得是否合适呢？我们还是要以结果为导向：如果每日空腹测体重，体重仍在增长，代表仍然吃得过多。此时，应在原有基础上继续调整。

每3个月带孩子到儿童保健门诊评估，等其身高的等级超过体重的等级后，再让身高和体重按照合适的比例增长。

总的来说，现在孩子骨龄提前多是营养过剩造成的。青春发育期，孩子往往胃口大开。如果光吃不动或多吃少动，就容易导致体重增速快于身高增速，导致体形过度横向发展，而不是纵向发展。可见，控制体重过快增长，以防骨龄提前，十分重要。

儿童不轻易言补，警惕性早熟

预防性早熟，让青春期相对晚一点儿到来，无异于放长线、广积粮，对于身高管理十分重要。

民以食为天，我们自然会想到通过吃来促进身高。

民间关于通过吃来促进身高的偏方可谓五花八门，下面我就专门分析一下民间那些所谓的可促进身高增长的做法靠不靠谱。

补一补就可长高吗

不少家长认为，要想促进身高增长，就要给孩子进补，孩子营养好了才能长高。这可行不?

大家知道，性早熟最大的风险在于容易导致骨龄提前，从而折损生长潜能。

所以长高的秘诀在于延迟青春期的到来，预防性早熟。

　　在饮食方面，从中医的角度，性早熟最常见的症型是阴虚火旺。所以中医治疗性早熟最常用滋阴降火法，这可以理解为清泻肾火，重点在一个"泻"字。而"补"肾无疑与泻肾火是对立的，有促进发育的风险。

　　所以，任何保健品或补品，尤其有补肾作用的都有导致性早熟的风险。比如党参、燕窝、牛初乳、蜂王浆、花粉、蚕蛹、鹿茸、海参等，都不推荐。

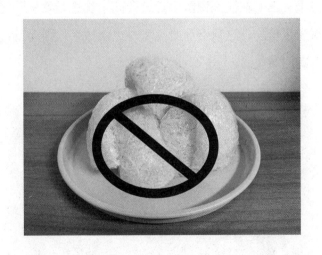

三七粉能不能促进身高增长

　　民间有在青春期服用三七粉促进身高增长的做法，这可行不？

三七是中医上活血化瘀的常用药物，需要经过中医辨证才能使用。

《中华本草》中记载"三七能明显增加小鼠体重，具有雄性激素样作用"。

增加体重会增加大量脂肪。脂肪细胞中的芳香化酶可以把雄激素转化为雌激素，而较高的雌激素水平会加速骨骺闭合，导致骨龄提前，从而折损生长潜能。

可见，三七在民间做法中促进身高增长的假象是以促进骨龄发育为代价的，这只会让身高增长过快结束，因而无益于成年终身高的增长。

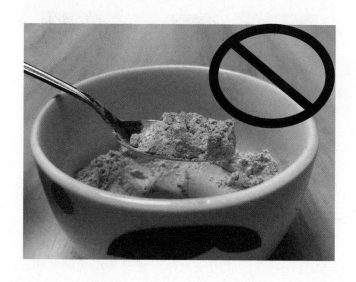

接骨草能不能促进身高

民间还有青春期服用接骨草可促进身高增长的说法，这可行不？

根据《中华本草》的记载，接骨草并非正式的药名，而是很多中草药的别名。

民间所谓可促进身高增长的具体是哪种接骨草呢？

这就不得而知了。相关权威文献亦未见接骨草有促进身高增长的作用。

我的建议是，若不能明确是哪种药物，那么疗效亦是无法确定的，而且长期服用的风险也不得而知，故不推荐民间所谓的服用接骨草促进身高增长的做法。

毕竟，对于成长过程中的儿童，理想的身高只是锦上添花的更高层次的需求，先保证安全才是最重要的。

第六章

将创造的所有条件
都兑换成身高

合理安排孩子的体育运动

骨骺不闭，运动不止——如何安排孩子的运动

我在前面已经详细介绍了关于身高管理的基本措施，如怎么补充营养素、怎么调整饮食、怎么安排睡眠等，凡此种种都是为身高增长创造条件。另外，有指征的情况下使用特殊药物也是为身高增长创造条件。

那么，创造的条件如何真正兑换成增长的身高呢？

关键在于运动。

运动能够告诉我们的机体吃进去的营养如何才能转变成身高的增长。也即，运动能够将机体吸收的营养转化成身高层面的纵向增长，而不是体重层面的横向发展。

所有为身高创造的有利条件都得同时配合合理的运动才能发挥正向作用。生命在于运动。对于孩子而言，运动的重要性在于其不仅能够促进身高增长的速度，还能够延缓骨龄的发展，对于身高管理可起到兼顾速度轴和时间轴的双轴向作用。

那么，该如何运动才能促进身高增长呢？下面我详细介绍一下。

运动是这样促进身高增长的

见过骨龄片的家长都知道，骨两端在身高增长期出现的软骨带叫作骨骺。骨骺在X光片上表现为透亮的黑色色带，而骨组织在X光片上是白色的影像。

软骨是尚未成熟的骨组织。软骨完全发育成熟（X光片上的黑色色带消失），称为骨骺闭合。骨骺闭合意味着身高的增长停止。这就是阅骨龄片时医生会着重看骨骺是否还存在"缝"的原因。据此，医生可判断孩子身高是否还有增长的空间。

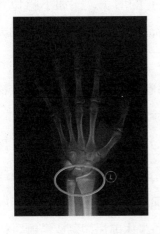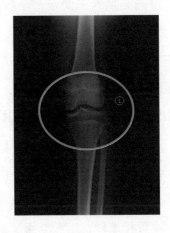

骨骺接近闭合

人类是在自然环境中通过优胜劣汰进化而来的。人类进化的关键在于运动的变化以适应不同的环境，所以说生命在于运动。

生长激素，顾名思义，是人体分泌的可促进身高增长的重要激素。

适宜的运动有利于生长激素的分泌，可刺激骨骺软骨增殖、骨化，促进长骨纵向生长。运动还可以改善食欲，从而利于人体摄入更多的营养素，同时有助于提高睡眠质量。在深度睡眠时，人体又可以分泌更多的生长激素，从而促进长骨生长。

下肢和膝关节运动为主，悬垂为辅

身高的增长主要来自下肢长骨的增长，比如小腿骨（胫骨）和大腿骨（股骨）的增长，而膝关节是连接小腿骨和大腿骨的关节。所以要想促进身高增长，应加强下肢运动和对膝关节有碾磨作用的运动，比如跳绳、踢毽子、跑步、快走、爬楼梯、爬山、骑自行车、游泳等，而且多种运动最好交替进行。

身高增长末期靠的是脊柱骨的拉伸，但此时只剩下最后约1cm～2cm的生长空间。不管是女孩还是男孩，当骨龄接近14岁，建议在下肢运动的基础上加强悬垂摆荡锻炼。具体做法是，上肢拉单杠，下肢悬垂，然后身体前后摆荡或沿顺时针与逆时针摆荡，最后做引体向上。每日至少应做此运动15分钟。这样做可以拉伸韧带和椎间隙，为脊柱骨提供相对宽松的环境，有助于脊柱骨的增长。如果无法悬垂摆荡，则做"倒挂金钩"也是可以的。具体做法是，用双膝弯夹住单杠，躯干向下自然悬垂倒挂。

纵向弹跳可促进身高增长

长骨软骨骨化的过程需要骨小梁的纵向排列。人体的调节系统是非常智能的，骨小梁会沿着受力方向排列。若纵向受力多，则骨小梁会纵向排列，从而可促进长骨增长（身高增长）。

在机械力的作用下，受力大的地方比受力小的地方发育快，故合理的刺激能够促进人体新陈代谢，使流向长骨两端的血量增多，从而可为长骨生长输送更多的营养物质。

纵向弹跳既是纵向受力，又能够给膝关节以适当的刺激。所以要想增高，应多做弹跳运动，比如跳绳、原地纵向跳跃、踢毽子等。

对于跳绳和跳跃，每一跳最好能跳离地面10cm以上，速度以每分钟150个左右为宜。弹跳运动，以蹦高为主，而不是以求快为主。注意，不推荐使用蹦床。

游泳可以使身体各部位得到充分锻炼和舒展，也有助于身高的增长。相对而言，由于游泳训练缺少重力和地面反作用力的影响，所以效果不如跑步训练，只能作为辅助之一。

短时间中等强度以上的运动最适宜

一般认为，短时间中等强度以上的运动可引起血清生长激素水平升高。所谓短时间中等强度以上的运动，是与马拉松等长时间的耐力运动相比较而言的。因为大运动量运动，如马拉松、长途滑雪等，会使身体极度疲劳，不利于身高增长。

短时间一般指40～60分钟。运动至少10分钟以上血清生长激素才会升高；运动20～30分钟后生长激素分泌将达到峰值，此后逐渐下降；运动60分钟后血清生长激素水平基本恢复至安静水平。

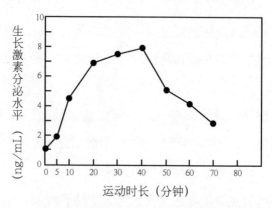

生长激素随运动时长分泌水平示意图

　　跳绳或跳跃等弹跳运动，每日可做1000～1500个，可以一次性完成，也可以分2～3组完成。刚学会跳绳的孩子，可以先从每天跳500个开始。

　　我们在这里强调的是中等强度的运动。如果运动对骺软骨板的刺激太小，则不会导致软骨细胞的增殖。如果运动对骺软骨板的刺激太大，则可能造成骺软骨板损伤，导致骨骺与骨干提前骨化，对长骨纵向生长起抑制作用。运动量越大，其抑制作用越明显。

　　所谓中等强度，可通过脉搏（心率）来监测。

　　中等强度的心率＝（220－年龄）×60%。

　　不同运动导致的目标心率不尽相同，悬垂运动以120次/分～130次/分较为适宜，弹跳运动以150次/分～160次/分较为适宜，耐力运动以170次/分～180次/分较为适宜。

注意细节，提高运动效果

　　下午运动效果优于上午运动。下午运动有助于促进夜间睡眠，而夜间是生长激素分泌最关键的时期。

　　运动前避免高脂、高糖饮食。高脂膳食可能抑制生长激素的分泌。而基于生长激素对运动的反应的相关研究显示，高糖膳食组明显低于普通膳食组。

在温度适宜的环境中运动时，生长激素分泌较旺盛。而在寒冷的环境中运动，可能抑制生长激素的分泌。所以冬天宜在避风处或温暖的室内运动，以避免环境温度过低抑制生长激素的分泌。

不同模式的运动要相互交替进行

　　人体内分泌系统需要多方面的刺激，运动能刺激生长激素分泌。然而，随着机体对运动负荷的适应，长期固定的运动训练可能不会使得生长激素的分泌一直维持在理想状态。

　　也即，生长激素的持续理想分泌需要多种模式的运动交替刺激，这样才能提升机体的激奋状态，从而对身高增长产生积极影响。

纵向运动模式、横向运动模式交替进行

　　我们可把能促进身高增长的运动分为两种模式。

　　一种是"纵向运动模式"，即垂直于地面、对抗地心引力的运动，比如跳绳、原地弹跳、摸高跳等。纵向模式的运动在可促进身高增长的所有运动中效果最好。此类运动一般以个数计算，每日完成1000～1500个为宜。注意，跳绳和跳跃基于促

进身高增长的目的，并不是跳得越快越好。每一跳能够跳离地面10cm以上，每分钟跳150个左右，才是更重要的。也即，跳跃类运动以蹦高为主，求高不求快。

另一种是"横向运动模式"。横向模式的运动在促进身高的层面虽然没有纵向模式运动效果好，但是贵在可持续作用时间比较长，而且在运动过程中生长激素的分泌即可达到峰值。这类运动包括快走、慢跑、爬楼梯、游泳等，以每日运动40~60分钟为宜。

不同模式的运动对于身体是不同的挑战，但都能够刺激生长激素的分泌。如果运动模式太过单一，机体容易因适应而产生耐受效果，从而不利于生长激素的持续理想分泌。出于促进身高增长的目的，建议纵向运动和横向运动两种模式交替进行。

那么，如何交替进行呢？

同一种运动一周不超过3次，就算交替

何谓交替进行？同一种运动一周不超过3次，就算交替。

举个例子，虽然跳绳有助于身高增长，但是天天跳绳效果也不好，因为机体慢慢就适应了。

跳绳可以与横向运动模式的下肢运动交替进行。

比如，周一、周三、周五跳绳，每日跳1000~1500个；周二、周四、周六、周日选择横向模式的下肢运动。横向模式的下肢运动包括多种类型，比如快走、慢跑、爬楼梯、爬山、游泳等，可以换着进行，如周二快走、周四慢跑、周六游泳、周日骑自行车、平时放学回家多爬楼梯、节假日爬山等。

可以按照下表为孩子安排体育运动。

表27　可促进孩子身高的一周运动安排举例

运动模式	↑	→	↑	→	↑	→	→
时间	周一	周二	周三	周四	周五	周六	周日
基本量	1000个	40分钟	1000个	40分钟	1000个	40分钟	40分钟
加强量	1500个	60分钟	1500个	60分钟	1500个	60分钟	60分钟

说明："↑"表示纵向模式运动，如跳绳、原地弹跳、摸高跳等；"→"表示横向模式运动，如快走、慢跑、爬楼梯、游泳等。大骨龄者每日可额外增加拉杠悬垂摆荡或悬垂倒挂20分钟。

同一天内运动模式不一样，也叫交替

有的孩子无法一天跳绳1000个；或者因学习压力较大，每天的运动时间都是碎片化的，无法一次性运动40~60分钟。此种情况下，可以在同一天内安排两种模式的运动。纵向模式和横向模式各完成上述表中目标量的一半即可。比如，每日跳绳500~750个（纵向模式）、快走20分钟（横向模式）。

常见运动相关问题答疑解惑

问题一：游泳队的孩子每天游泳，还需要其他运动吗？

常有家长问："我的孩子是游泳队的，每天都要进行游泳训练，还需要其他运动吗？"

游泳固然对于体形的塑造比较有利，但是由于有浮力的衬托，几乎无须对抗地心引力，所以游泳并不是最利于长高的运动。哪怕天天游泳，也需做其他运动。

问题二：足球队的孩子每天跑步，还需要其他运动吗？

也常有家长问："我的孩子是足球队的，每日大量奔跑，下肢运动量很大，还需要做其他运动吗？"

由于奔跑算横向模式的运动，并不是十分有助于长高的纵向模式运动，所以无法替代纵向模式的运动。建议在每日进行足球训练的基础上，一周再安排3次跳绳训练。

青春期孩子学习压力大，如何做体育运动

青春期是生长激素分泌最为关键的时期

生长激素的分泌随年龄变化而变化。生长激素在人一生当中分泌的关键期为青春期。

青春期如果每日能运动40～60分钟，能很好地促进身高增长。

间隙运动，曲线救身高

现实情况是，即将进入或已经进入青春期的孩子往往正在读小学五六年级或初中，学习压力较大，每天无法保证运动时间，夜间又无法早睡和保证睡眠时间。

如果每天让孩子长时间坐在书桌前一动不动地做作业，随着时间的推移，势必导致诸多不良影响。

与其不运动，不如退而求其次，采用间隙运动——曲线救身高。

可将每日的目标运动量分成2～3组，每20～30分钟为一组，与做作业穿插交替进行。"课间休息式"运动，不仅能提高做作业的效率，而且益于身高增长。人体的脑力运动和体力运动分属两个系统，肌肉运动时大脑在休息，脑力运动时肌肉在休息。

比如，我们可以将孩子每天放学回家后的作息时间调整如下。

下午放学后，运动20～30分钟（跳绳500个，或快走、爬楼梯20～30分钟）。晚饭后，做作业40分钟（约一堂课的时间），运动20分钟（爬楼梯下楼，跳绳500个，短跑50米，再爬楼梯上楼），把剩下的作业做完。不建议熬夜补作业，争取在21∶30之前入睡。若作业还没做完，建议第2天早起补作业。

将运动作为一种课间休息，让孩子在做作业的间隙到楼下呼吸新鲜空气，缓解大脑的疲劳和做作业的压力，再回来做作业，不仅有助于早点完成作业，而且可以提升晚间睡眠质量，促进生长激素分泌，助力身高增长。如此，一举多得，岂不妙哉？

作业做不完怎么办？先保身高

要注意的是，生长激素分泌的时间点几乎是固定的，所以利于身高增长的睡眠模式的重点在于时间点（几点睡），而不是时长（睡多久）。

人体生长激素的分泌每天有一个大高峰（23：00）和一个小高峰（7：00）。另外，生长激素的分泌一般在人体入睡后2小时进入深度睡眠状态时达到高峰。为了不错过生长激素分泌的大高峰，建议每晚21：30之前入睡。

但是21：30还没做完作业怎么办？

建议有所取舍，仍然在21：30之前入睡（保证大高峰），可于第二天早上早起补写作业（放弃小高峰）。毕竟，比起熬夜写作业，早睡、抓住生长激素分泌的大高峰对于身高增长更为有利。

小龄儿童如何做长高运动

对于小龄儿童，每日坚持户外活动2小时以上有助于身高发展，其中40～60分钟可安排中等强度运动。

如不便外出，可在阳台或窗户边锻炼。最好能直接晒到太阳，不要隔着玻璃晒太阳。

尚不会跳绳、游泳等的儿童，如何运动呢？

2周以上的小婴儿可以开始俯卧位锻炼。对于小婴儿来说，躺着叫休息，俯卧位趴着才叫锻炼。家长可先让宝宝俯卧，同时在宝宝身体前方用玩具逗引宝宝，让宝宝练习抬头。宝宝每日俯卧时间应超过2小时，这有助于抬头练习和以后的爬行练习。

5月龄宝宝可以开始翻身锻炼和坐位锻炼。宝宝刚开始练坐时，需要家长的帮助。可让宝宝的胳膊肘伸直，用手支撑身体。

6月龄宝宝日常以坐位和俯卧位为主，偶尔可扶站。6月龄宝宝坐着时可把肘窝伸直，靠前臂支撑上半身。

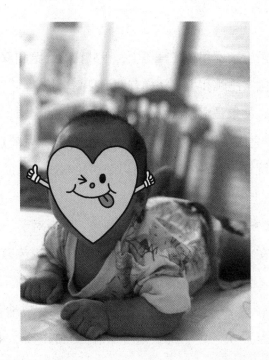

　　8~10月龄宝宝的活动以爬和坐为主。8月龄宝宝已经可以坐稳，可能出现把腰挺直的直腰坐位。8月龄宝宝可练习匍匐爬（肚子贴地），有时可扶站。10月龄宝宝可练习四点爬（肚子不贴地，仅双手和双膝支撑身体），可扶着床栏站起来。

　　11月龄宝宝能扶着床栏横着走（侧位横走）。

　　12月龄以上的宝宝的活动以站和走为主。12月龄宝宝，可独自站立30秒左右。

　　15月龄宝宝可自己走1~2米。

　　18月龄宝宝能扶着栏杆走楼梯，一般先学会上，后学会下。

24月龄宝宝不用扶栏杆能上、下楼梯，会跑和双脚跳。此后，多让宝宝跑跳和上下楼梯有助于身高增长。

注意，如果是早产（出生胎龄＜37周）的宝宝，以上同龄节点在2岁之内按纠正月龄计算（按预产期计算月龄）。

若情况许可，3岁的宝宝可以骑三轮车或有辅助轮的自行车；4岁以上的宝宝可以学游泳。

大于6岁的孩子可以开始练习跳绳。跳绳对于场地要求不高，可以在家里进行。如果有困难，也可以在家练习摸高跳或原地跳（不需要绳）。跳跃是可促进身高增长的运动，每日可跳500个。跳跃应以跳高为主，每次跳都要跳离地面10cm以上，而不是以快为主。跳跃是机体靠自己的力量对抗地心引力，因此有助于长高，所以不推荐使用蹦床。可以穿运动鞋（鞋底有弹性，能减震）跳，也可以在地上铺一块地垫以保护膝盖。

第七章

时不我待，为了身高，
即刻行动

用科学手段动态监测孩子的身高状况

0~18岁要定期进行生长监测

当今的儿童保健越来越科学、合理。对于2岁以上的儿童，保健的重点是身高管理。

在身高管理的整个过程当中，我们要定期对孩子进行生长监测，以评估效果，及时调整。

那么，如何进行生长监测呢?

生长监测是有规律可循的。在孩子生长发育的两个高峰期（婴儿期、青春期），建议每3个月体检一次，每6个月结合相关化验检查结果评估一次生长发育情况。中间的平稳上升期（1岁至青春期发育之前），建议每6个月定期体检一次，每年结合相关化验检查结果综合评估一次生长发育情况。

青春期儿童保健的关注点主要是身高管理、性发育相关问题、心理健康等。

表28 0~18岁儿童生长监测时间节点与项目对照表

时间	血常规（微量元素）	尿常规	骨密度	体质成分	骨龄	血25羟D、维生素A	视力筛查	发育行为评估	生化全套/乙肝两对半	备注
生后28天			必要时				▲			
3月龄			必要时				▲	▲		
6月龄	▲		▲				▲	▲		每3个月体检一次
8或9月龄	必要时		必要时							
任何年龄	▲	▲	▲				▲	▲		
12月龄	▲	▲	▲				▲	▲		
1.5岁								▲	必要时	
2岁	▲	▲				必要时	▲	▲	必要时	每6个月体检一次
2.5岁								▲	必要时	
3岁	▲	▲				必要时		▲	必要时	
3岁至青春期前	▲		▲	▲	必要时	▲	▲		▲	每6个月体检一次
青春期	▲		▲	▲	▲	▲	▲		▲	每3个月体检一次

说明：1. 如果孩子皮肤黄染，特别是新生儿，必要时可以做经皮胆红素筛查。2. 如果怀疑孩子过敏，可以做静脉血过敏原筛查。3. 如果母乳喂养儿生长发育不理想，必要时可以做母乳成分分析。

如果生长监测过程中发现生长偏离，或是化验结果有异常，建议加强监测频率。比如，在中间的平稳上升期每3个月监测一次，直至生长发育水平追赶至正常水平。

常规的化验检查包括血常规、尿常规、骨密度、视力筛查、发育行为评估、髋关节筛查、膳食营养分析等。必要时可进行粪常规检测。

对于大一些的孩子，为了全面评估健康状况，可抽静脉血进行生化全套检查，比如乙肝两对半、25羟D、维生素A、微量元素、甲状腺功能等。如果孩子身材矮小或已有发育征象，需查骨龄以评估生长潜能。

身高管理需要定期做哪些检查

　　身高管理的措施存在时效性，越早实施，效果越好。

　　从意识到身高重要性的那一刻起，就应定期带孩子到儿童保健/生长发育门诊进行生长监测。生长监测需要先结合化验检查结果对孩子的生长发育状况进行综合评估。

　　那么，身高管理需要做哪些必要的检查呢？为什么要做这些检查呢？下面，我详细介绍一下。

查骨龄

　　骨龄是骨骼生长发育的年龄，也即身高实际生长的年龄。

　　根据骨龄可以预测孩子以后身高增长的趋势。将骨龄的生长趋势与父母遗传给孩子的身高增长潜能进行对比，可评估孩子身高增长潜能有无折损。

检查方法

骨龄一般通过拍左手正位片来检测。拍摄时，左手掌心朝下，拍左手全部手指和手腕。

检查要求

原则上，3岁以上的孩子才适合骨龄检测。孩子年龄越小，通过骨龄预测生长趋势的准确性越低。

检查指征

一般来讲，进入青春期的孩子应做骨龄检测。但是，身材明显矮小的孩子可以提早做骨龄检测，不一定要等到进入青春期。

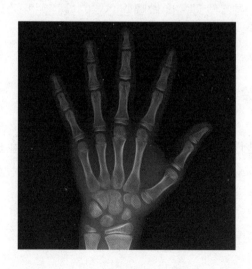

骨龄片

查骨密度

骨密度检测是了解骨矿含量最有效的方法。双能X线骨密度检查结果是判断机体有无缺钙（医学上所谓骨质疏松）的金标准，但是有辐射暴露风险。目前儿保机构一般采用超声法对儿童进行骨密度检查，这种方法无创、无辐射。

检查方法

通过超声检测骨密度，任何年龄段均适用。5岁以下儿童查小腿，大于5岁的儿童可查前臂或小腿。约2分钟即可完成检查，且当场即可出具报告。

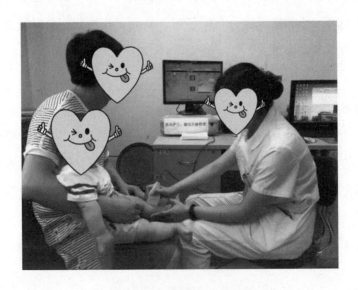

一个小宝宝正在做超声骨密度检测

检查指征

孩子出生后，有需求的话就可以做骨密度检测。在生长发育的两个高峰期（婴儿期、青春期），建议每6个月做一次骨密度检测。在中间的平稳上升期（1岁至青春期发育之前），建议每年定期复查骨密度。

人体成分分析

脂肪细胞中的芳香化酶可以把雄激素转化为雌激素，而较高的雌激素水平会加速骨骺闭合。所以，如果体内脂肪比例过高，会导致骨龄提前，从而折损生长潜能。机体成分检查可让我们对孩子的机体成分有所了解，从而可指导我们科学管理孩子的身高和体重。

检查意义

机体成分分析可以监测孩子体内的脂肪比例，以及上下肢运动锻炼的情况，无创、无辐射。孩子体内脂肪的比例最好控制在20%以内，理想状态是控制在15%以内，才有助于身高发展。而上下肢运动锻炼监测有助于科学运动方案的制订，从而促进身高增长。

检查要求

身高达95cm以上能很好配合的儿童即可进行机体成分检查。这项检查需要儿童脱去鞋袜，站在分析仪上，手握感应探头，大概需要5分钟。

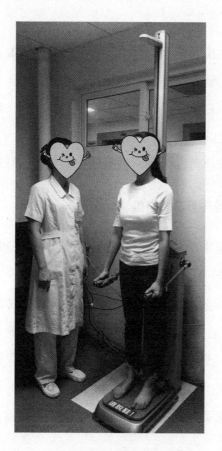

一个女孩正在做机体成分检测

静脉血身高相关指标检查

血液检查方面，末梢血只能查血常规。而与身高管理相关的关键营养素（如维生素A、维生素D、锌等）的检测，以及与生长发育密切相关的甲状腺功能的检查，均需抽静脉血。

对于发生生长偏离的孩子，可以尽早通过静脉血检测与身高发展相关的营养指标；对于生长发育正常的孩子，出于保健的目的，可以在上幼儿园中、大班时完成第一次静脉血检测，以制订个性化的身高管理方案。

通过静脉血可以检测与身高增长相关的指标项如下。

血25羟维生素D、血维生素A

25羟维生素D检测即检测静脉血中维生素D的含量，以评估机体对钙的吸收能力。维生素A与维生素D对身高的增长十分重要，两者有协同作用。依据我国相关权威建议，孩子每晚应服用1粒维生素AD滴剂（胶囊型，儿童剂型），而且建议出生后立即服用，一直服用至18岁。这两种维生素在体内的含量目前可以通过静脉血检测。定期检测的目的，一方面是保证长期服用的安全性；另一方面是确定有无强化补充的指征。

微量元素

静脉血微量元素检测主要看有无缺锌。如果血清锌未达理想水平，则有补锌指征。维持体内锌储备在理想水平有助于身高的增长。

甲状腺功能

甲状腺激素是主管长高和智力发展的重要激素，也与机体的代谢水平息息相关，相当于生命的内在动力。若缺乏甲状腺激素，则会造成俗称的"呆小症"——一种主要表现为身材矮小和智力低下的疾病。新生儿疾病筛查有促甲状腺素（TSH）的筛查，此属于初步筛查。在孩子成长过程中，甲状腺功能可能会发生变化，尤其在出现生长偏离时和进入青春发育期时。由于甲状腺功能正常对于生长发育十分重要，所以不管是出于排除疾病还是保健的目的，均建议儿童第一次抽静脉血时即进行静脉血甲状腺功能检查，以确定甲状腺功能是否正常。而青春期的身高管理也建议定期检测甲状腺功能。如果甲状腺功能低下，则有补充外源性甲状腺素的指征。

必要时可进行生长激素激发试验、查IGF-1

对于身材明显矮小的儿童，临床诊断达到矮小症诊断标准时，建议同时在儿童生长发育专科医师的指导下进行一些必要的内分泌检查，以了解有无合并一些异常情况。

生长激素是人体主管长高、长体重的重要激素。生长激素激发试验有助了解机体是否缺乏生长激素，从而可判断是否有指征通过补充外源性生长激素来帮助长高。

IGF-1即类胰岛素1号生长因子，其浓度受生长激素调节，而且基本与生长激素水平一致，是诊断生长激素缺乏症的重要指标。

如何评估身高管理的效果

计算生长速度——评估有无进步

有的孩子在身高发展方面可能起点低或是当下的生长水平不理想，但是当下的水平并不重要，重要的是生长的速度。生长的速度可以反映孩子身高发展的动态变化以及有无追赶正常水平的可能。

我们可以通过定期体检得到的身高、体重数据来计算孩子的生长速度。比如：

年生长速度=（当下测量值—上次测量值）/测量间隔天数×365天。

注意：测量间隔天数=当下测量日期－上次测量日期。

身高年增长速度单位是cm／年；体重年增长速度单位是kg／年。对于此前生长不足的儿童，只要计算得出的生长速度高于正常速度，即代表孩子正在追赶正常水平，此时家长不必太担心，只需定期监测即可，多给孩子一些追赶的时间。比如，对于一个3岁至青春期前的儿童来讲，身高增长的速度大于7cm/年，则代表孩子在身高层面正在追赶正常水平。

对于超重甚至肥胖的、体形正在横向发展且营养正常的儿童，在某次检测后接下来的3个月内能维持体重暂时不增长就是进步，其间可通过加强锻炼把囤积的体重都转变成身高的增长。故身高管理的效果，实际是以身高和体重的增速来评判的。具体来讲是这样操作的，先定一个小目标并坚持执行3个月，3个月后根据检测结果动态调整管理方案。

您的孩子在长高层面属于哪种类型

静待花开型

如果你的孩子体重未达标，或身高没有达到平均水平，则其增长速度比正常速度快，才算得上是追赶速度。这代表孩子已经在追赶的路上了，家长大可放心。评价等级的上升需要一个过程。如果孩子能一直保持追赶的速度，那么迟早会赶上正常水平。我们需要多给孩子一些时间。

居安思危型

如果孩子体重已经达标，或身高已经超过平均水平，则增长速度维持现状即可。如果体重增长过快，反而要警惕过度横向发展；如果身高增长过快，也要注意排除提早发育的情况。

比如，2岁至青春期前的儿童，体重的增速维持在2kg/年即可；而身高的增速应维持在（5cm～7cm）/年的范围内，最好维持在（6cm～7cm）/年的中上水平。另外，身高的增长速度要快于体重的增长速度，这才有助于让身高一直高于体重一个等级，从而有利于长高。

过犹不及型

如果孩子体重已经达标，但是体重的等级高于身高，千万不能沾沾自喜。过多的体重增长意味着体内有过多的雌激素，可能促进骨龄提前。这意味着，孩子虽赢在了起跑线上，但最终可能输在终点线上。

此种情况最直接的原因是锻炼不够，没有把体重的增长转变为身高的增长。

需采取的措施是暂时控制体重增长的速度，通过加强锻炼把囤积的体重转变成身高的增长。

说明

　　书中表1、表2、表4及表5根据2005年九省/市儿童体格发育调查数据研究制定。具体请参考《中华儿科杂志》2009年第7期。